DE LA

SENSIBILITÉ GÉNÉRALE

ET DE SES ALTÉRATIONS

DANS LES

AFFECTIONS MÉLANCOLIQUES

PAR

M. le Dr SEMAL

Médecin-Directeur de l'Asile d'aliénés de Mons (Belgique),
Lauréat et Membre associé de la Société médico-psychologique de Paris,
Vice-Président de la Société de médecine mentale de Belgique, etc., etc.

Mémoire qui a obtenu le prix Aubanel.

PARIS
IMPRIMERIE DE E. DONNAUD
9, RUE CASSETTE, 9

1875

DE LA

SENSIBILITÉ GÉNÉRALE

ET DE SES ALTÉRATIONS

DANS LES

AFFECTIONS MÉLANCOLIQUES

Extrait des Annales médico-psychologiques.
(5e Série, t. XIV, Novembre 1875.)

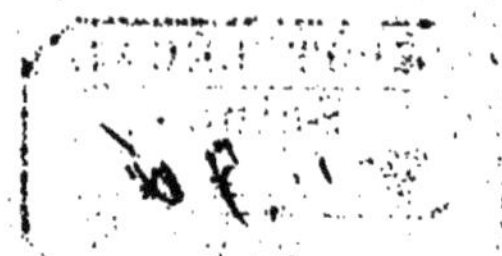

DE LA

SENSIBILITÉ GÉNÉRALE

ET DE SES ALTÉRATIONS

DANS LES

AFFECTIONS MÉLANCOLIQUES

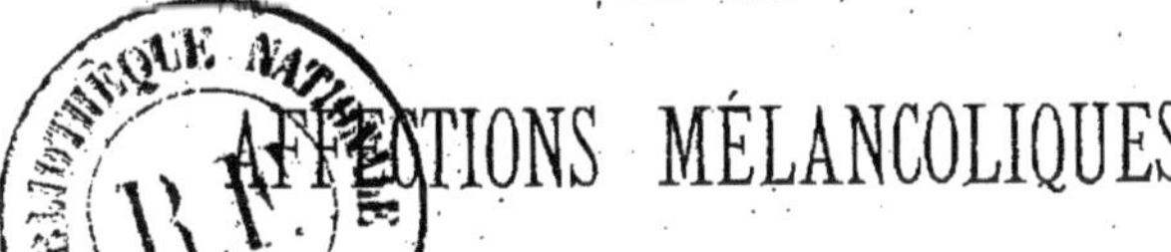

PAR

M. le Dr SEMAL

Médecin-Directeur de l'Asile d'aliénés de Mons (Belgique),
Lauréat et Membre associé de la Société médico-psychologique de Paris,
Vice-Président de la Société de médecine mentale de Belgique, etc., etc.

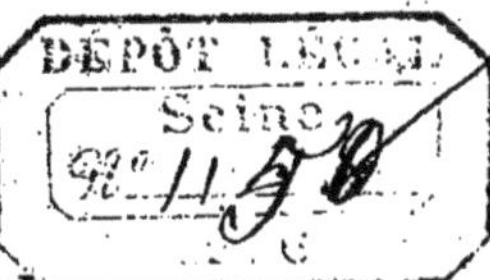

Mémoire qui a obtenu le prix Aubanel.

PARIS
IMPRIMERIE DE E. DONNAUD
9, RUE CASSETTE, 9
1875

DE LA

SENSIBILITÉ GÉNÉRALE

ET DE SES ALTÉRATIONS

DANS LES

AFFECTIONS MÉLANCOLIQUES

Mémoire qui a obtenu le prix Aubanel.

PRÉFACE.

> La sensibilité est la source de toutes les idées et de toutes les habitudes qui constituent l'existence morale de l'homme.

Si ces paroles de Cabanis eussent exprimé une opinion incontestée, ou même si celle-ci eût paru incontestable aux yeux de l'auteur du travail qui va suivre, c'est certainement sous cette égide qu'il eût abrité son œuvre. Mais outre qu'elles impliquent sinon la négation, du moins l'atténuation des influences héréditaires, elles vous laissent en face d'un problème dont la solution est indécise : qu'est la sensibilité physique, qu'est l'existence morale de l'homme? En quoi l'une, matérielle dans son essence, peut-elle influencer si directement l'autre sans participer de sa nature et réciproquement? Ce ne sont cependant pas les tendances positivistes qui nous effrayent, car sans les répudier, nous y obéissons jusqu'à un certain point, en nous bornant à porter notre attention sur la filiation nécessaire des phénomènes naturels, et sans empiéter sur le domaine de la philosophie et de la théologie qui se sont donné pour mission d'en rechercher la cause. D'autant plus que ces dernières sciences elles-mêmes ne vont pas, ou vont difficilement, jusqu'à nier que les sens ne soient l'intermédiaire naturel entre l'esprit et le monde extérieur, et que d'un autre côté, il est hors de doute que le cerveau, ou mieux la matière cérébrale, ne soit le substratum indispensable de la pensée, celle-ci s'éteignant progressivement, sans léser la vie physique, si cet organe est entravé dans ses fonctions ou altéré dans sa texture.

De cette union indissoluble entre la pensée et son substratum organique; de la certitude acquise par de récentes recherches qu'elle épuise la substance nerveuse aussi infailliblement que la marche, par exemple, épuise la substance musculaire, on peut bien conclure que même, lorsqu'elle paraît dégagée de tout lien physique, la pensée ne s'exerce cependant pas dans des sphères purement immatérielles et qu'on retrouvera dans l'ordre intellectuel la filiation ininterrompue de mouvements qui caractérise l'ordre physique. Allant plus loin, on peut même admettre avec Herman (1), que toutes les idées forment des séries non interrompues

(1) Herman; *Traité de physiologie*, traduction française d'Onimus.

(des chaînes de pensées) dont le point de départ se rattache à une excitation nerveuse et dont le point terminal est à son tour une idée unie à une excitation nerveuse. Mais cette hypothèse, en ramenant les phénomènes psychiques à des mouvements réflexes, ne différant des mouvements réflexes ordinaires que par une extension plus grande, soit dans le temps, soit dans l'espace, permet bien de rechercher l'origine de toute excitation nerveuse, même volontaire, dans l'excitation d'un organe terminal nerveux périphérique, c'est-à-dire dans la sensibilité physique; mais cela nous ramène, après un détour, à l'opinion instinctive de Cabanis, sans avoir en réalité fait un seul progrès dans la connaissance de la force qui engendre ces modifications primordiales et incessantes dont nous pouvons seulement percevoir les effets.

Il est vrai, comme le dit fort bien le Dr Maudsley (1), le problème pour nous, observateurs scientifiques, n'est pas de démontrer la nature réelle de la force que nous appelons mentale, ni de faire voir *comment* et *pourquoi* certains mouvements moléculaires ont lieu dans les nerfs, et s'ils deviennent sensation ou idée, mais de faire remarquer l'uniformité dans la succession des mouvements, ici comme dans les autres branches de l'histoire naturelle, et d'indiquer que, suivant notre expérience, certains effets sont la conséquence invariable de certaines conditions qui les précèdent. Le comment et le pourquoi étant des mystères que nous ne pouvons avoir la prétention d'expliquer, la question se ramènerait donc à connaître les conditions qui précèdent l'activité nerveuse; quoi qu'elle soit plus facilement soluble, posée de cette façon, il faut néanmoins avouer que jusqu'ici la science ne nous a guère fixés à cet égard; car si les événements physiques sont des conditions habituelles de sensation et d'idée, on ne peut nier qu'ils soient des condi-

(1) Maudsley. *Morale et folie.* (*Revue scientifique.*)

tions accessoires et lointaines, et ne provoquant la sensation et l'idée que par un intermédiaire obligé : l'excitation du nerf. *En somme,* dit Taine (1), la condition directe de la sensation, c'est l'action ou mouvement moléculaire du nerf ; peu importent les événements du dehors, ou les autres événements intérieurs du corps vivant ; ils n'agissent que par l'intermédiaire de ce mouvement qu'ils provoquent ; par eux-mêmes ils ne font rien, on pourrait se passer d'eux. Il suffirait que l'action du nerf fût toujours spontanée comme elle l'est parfois ; si son action se produisait encore selon l'ordre et avec les degrés ordinaires, le monde extérieur et tout ce qui dans notre corps n'est pas le système nerveux, pourrait être anéanti ; nous aurions encore les mêmes sensations, les mêmes images, les mêmes idées.

C'est un psychologue qui parle, et quelque talent qu'il déploie à formuler sa pensée, elle ne traduit qu'une vérité abstraite, dont l'esprit positif se contente d'autant plus difficilement qu'elle repose sur des faits exceptionnels, sur des perturbations de l'ordre normal, sur des exceptions à cette loi naturelle que l'expérience de chaque jour apprend à connaître :

Les sensations ont nécessairement leur antécédent dans les phénomènes du monde extérieur, ou plus correctement du milieu où plongent les fibres nerveuses. Ces prétendues causes perturbatrices doivent être en réalité parfaitement normales ; ce ne sont que des circonstances que nous ne connaissons pas ou que nous avons négligées et dont les progrès scientifiques nous forceront tôt ou tard à tenir compte. Les apparentes exceptions aux lois naturelles ne sont probablement que des fictions de l'esprit, et non un fait de la nature.

Aussi dans l'étude de la sensibilité, faut-il nécessairement considérer et les phénomènes *ambiant* la substance

---

(1) *L'intelligence,* tome 1, page 294.

nerveuse et les modifications subséquentes de celle-ci ; et s'efforcer d'en saisir les rapprochements et les différences; en un mot en déterminer les corrélations. Est-il nécessaire de faire observer combien cette marche a été peu suivie? Il suffit pour s'en assurer de jeter un coup d'œil sur la diversité des termes proposés par les auteurs pour définir la sensibilité. Aussi conçoit-on aisément dans quels embarras devait forcément se trouver celui qui tentait de résoudre la question, en apparence assez simple, mise au concours par la Société médico-psychologique. Décrire les troubles de la *sensibilité générale,* alors qu'on ne sait pas au juste *ce qu'est la sensibilité en général,* paraîtra naturellement difficile, si non impossible. Cependant en n'y regardant pas de si près, on pouvait suivre une voie peu hérissée de difficultés ; prendre, par exemple, la définition proposée par quelque auteur en renom, sans s'inquiéter si elle cadrait peu ou point avec l'opinion des autres, puis compilant avec soin les exemples d'altération de cette faculté, purement conventionnelle, du système nerveux, dans les délires mélancoliques, les répartir parmi les diverses variétés, faire une balance statistique et conclure que telles et telles sensations morbides prédominaient dans tels et tels cas. Nous nous plaisons à croire qu'un tel système, que nous nous permettrons de qualifier de puéril, n'eût pas conduit au succès ; la savante compagnie qui faisait appel aux travailleurs consciencieux a dû comprendre la portée de la question qu'elle posait, et s'attend certainement au développement du problème implicitement soulevé. S'il en est ainsi, et cela doit être, le découragement a probablement envahi le cœur de bien d'autre concurremment avec le nôtre, car nous l'avouons, ce n'est que tardivement qu'a surgi en nous une idée assez nette, assez précise de ce que pouvait être la sensibilité générale qui nous permit d'aller plus avant dans notre tentative.

Vainement nous avions essayé de procéder par voie d'élimination, d'opposer le général au spécial ; et d'arriver à connaître la sensibilité générale en écartant tout ce qui était du domaine de la sensibilité spéciale. Nous finîmes par nous trouver dans une situation analogue, quoique inverse, à celle de l'habitant de Saturne auquel le voyageur de Voltaire demande combien de sens il a, et qui répond : *soixante-douze, mais tous les jours nous nous lamentons d'en avoir si peu.* Pour nous c'était le contraire ; nous nous serions contenté volontiers des cinq sens que l'enseignement classique de nos jeunes années nous avait appris à respecter, un peu dogmatiquement il est vrai, mais notre embarras croissait avec nos richesses ; n'avions-nous pas le sens thermique, le sens algésique, le sens musculaire, etc., etc. ; peut-être qu'en comptant bien, nous serions parvenu à un total qui eût désespéré l'habitant de Saturne et surexcité notre vanité, si le revers n'eût été cette conclusion : il n'y a pas de sensibilité générale, il n'y a que des sensations spéciales.

Que l'on nous pardonne le ton légèrement épigrammatique de nos dernières paroles, qui jurent avec le sérieux du sujet que nous avons entrepris de traiter, mais elles nous sont inspirées par le souvenir de longues heures perdues dans des recherches inutiles. Elles eurent cependant pour résultat d'exciter en nous le désir de pénétrer la raison des indécisions au milieu desquelles nous flottions. Un examen plus attentif nous fit voir que ce qui troublait notre conception de la sensibilité était précisément les cas exceptionnels où elle se manifestait en dehors des conditions habituelles ; ce qui avait eu pour conséquence de nous faire faire, pour ainsi dire, abstraction complète des phénomènes extérieurs qui la provoquaient d'ordinaire. Nous nous mîmes donc à chercher dans ceux-ci mêmes, les éléments d'une classification ; car, puisqu'en définitive ils étaient les causes normales des sensations, celles-ci devaient nécessairement se ressentir du mobile qui les avait fait naître. Puis, reconnaissant parmi ces phénomènes excitateurs de sensations des propriétés générales, c'est-à-dire essentielles, immuables en qualité (mais variables en quantité), à côté de propriétés accidentelles et fortuites, nous nous sommes crus en droit d'inférer que les phénomènes essentiels, c'est-à-dire, les actes par lesquels la matière se manifestait *essentiellement,* sans lesquels elle eût été pour nous comme si elle n'existait pas, pouvaient recevoir la qualification de généraux et, partant, être des causes générales de sensations; qu'en retour, celles-ci seraient justement nommées sensations générales qui auraient de telles causes. C'était donc en résumé à la physique que nous allions demander les bases de notre distinction, et quand elle nous eut appris que le phénomène primordial était le *mouvement,* mais que celui-ci ne pouvait subsister sans entraîner un développement de *chaleur* et d'*électricité* dans la matière qu'il animait, nous inscrivîmes comme causes générales de sensation : *la mobilité, la chaleur* et *l'électricité* du milieu où plongent les fibres sensibles.

Dès lors les sensations générales furent pour nous toutes celles qui se basaient sur ces triples mais inséparables propriétés de la matière en contact avec la matière nerveuse, que cette matière fût au dedans ou au dehors de l'organisme (1).

Les sensations spéciales se définissaient d'elles-mêmes maintenant que nous avions un point de départ, non plus conventionnel, mais puisé au contraire dans ce que les sciences fournissaient de plus positif. Cependant une difficulté se présentait : si la matière ne peut se manifester que par ce triple mode, la matière nerveuse doit nécessairement en être aussi le siége ; et dès lors nous aurons constamment des sensations générales qui s'éveilleront par le mouve-

(1) On objectera peut-être que cela étant admis, nous ignorerons encore comment ces états de la matière occasionnent certains états de l'esprit. Incontestablement, mais pourquoi vouloir que la physiologie et la psychologie aillent plus au fond des choses que la physique ; sait-on pourquoi le mouvement de la matière qui produit ici chaleur et électricité, produit là lumière et son ?

ment moléculaire constant du tissu nerveux, et qui viendront de tous les points de l'organisme s'offrir à la perception. Nous avons, en effet, été amené à reconnaître l'existence de ce panorama sensible sur lequel viennent se détacher, par variation quantitative, les sensations proprement dites, et c'est même de cette manière exclusive qu'elles nous paraissent compréhensibles. Le développement de la théorie nouvelle, nous la croyons du moins telle, sans y attacher aucun sentiment exagéré de paternité, occupe la première partie de notre travail. Après de courtes considérations sur la sensibilité, vient l'exposé des sensations générales et les divisions que nous avons cru devoir leur imposer en élémentaires et complexes, médullaires et encéphaliques, d'après leur nature et d'après les centres de leur perception. Dans la seconde partie, reprenant chacune des divisions précédemment établies, nous avons énuméré, le plus complétement possible, les altérations que ces sensations présentent dans les affections mélancoliques en nous abstenant toutefois de ces citations, de ces relations d'observations qui foisonnent dans la littérature médicale, et qui eussent constitué ici un étalage d'érudition aussi facile qu'inutile. Enfin, dans la troisième partie, nous entreprenons de rattacher les diverses catégories de troubles précédemment mentionnés, aux variétés hypochondriaques et mélancoliques. Cette partie de la question nous a paru d'autant plus ardue à résoudre que la psychologie morbide est encore entourée de profondes obscurités, qu'il ne nous a pas été donné de pénétrer (1). Quoi qu'il en soit des efforts que nous avons

(1) En peut-il être autrement si l'on songe qu'une définition de la folie est aussi impossible à donner que celle de la santé d'esprit, et comme l'affirme très-judicieusement Kraft Ebing, *il n'y a aucun trouble fonctionnel chez les aliénés qui ne puisse se rencontrer chez l'homme sain, aucun critérium absolu de la folie, et toutes les tentatives faites pour en trouver un ont échoué ou bien n'ont abouti qu'à des subtilités insoutenables*. (Dr Kraft-Ebing, *la*

faits et du résultat assez mince auquel nous sommes parvenu, il est constant que la question à laquelle nous avons entrepris de répondre, acquiert une importance telle, envisagée comme nous l'avons fait, qu'il eût fallu la plume d'un Gavarret, d'un Vulpian et d'un Parchappe pour en faire ressortir toute l'étendue et tous les enseignements. Aussi l'auteur ne se fait aucune illusion sur la valeur de l'œuvre qu'il présente, œuvre qui doit en somme être considérée comme une simple ébauche. Il a tenu cependant à soumettre ces idées à l'appréciation des maîtres, persuadé que le concours de leur expérience et de leurs lumières pourra les faire fructueusement germer ; et si cette attente n'est pas absolument vaine, il pourra se féliciter d'avoir contribué, ne fût-ce que par un grain de sable, à l'édifice scientifique que leurs persévérants efforts ont assis sur des bases impérissables.

PREMIÈRE PARTIE.

Considérations psycho-physiologiques sur l'ensemble du système nerveux

CHAPITRE PREMIER.

DU SYSTÈME NERVEUX.

Les phénomènes qui se produisent dans l'organisme des êtres vivants, en y comprenant les phénomènes d'ordre psychique, peuvent se ramener à une loi générale formulée par ces deux mots : action et réaction. L'action étant due à

---

responsabilité criminelle et la capacité civile dans les états de troubles intellectuels ; traduction du Dr Chatelain). Aussi, pénétré de l'inanité des efforts que nous aurions pu faire, avons-nous cherché dans les individualités elles-mêmes, dans le caractère moral et intellectuel du malade, et dans le milieu où il vit, la raison dernière de la nature et des phases de son délire.

l'influence du milieu ambiant sur l'organisme, et la réaction représentant la réponse de ce même organisme à l'impulsion reçue.

Comme la matière est inerte par elle-même et que les modifications qu'elle subit ne sont occasionnées en réalité que par des forces d'emprunt, on aurait pu admettre que les phénomènes naturels sont réductibles à une loi plus générale encore que celle exprimée plus haut : la loi du mouvement.

Mais un point de vue aussi abstrait ne peut satisfaire les tendances ou plutôt les faiblesses de l'esprit humain, qui ne saisit les choses que pour autant qu'elles s'offrent à lui sous des formes déterminées et discontinues et présentant par cela même des caractères plus ou moins tranchés. De là est provenue la nécessité de ces délimitations parfois si arbitraires que l'on trouve dans les sciences et à laquelle nous avons obéi en envisageant les processus vitaux comme subordonnés à deux mobiles antagonistes.

Dans les organismes inférieurs, les modifications réactionnelles dont ils sont susceptibles surgissent directement des tissus simples qui les composent, parce que les parties centrales étant semblables aux parties périphériques, il résulte de cette homogénéité de structure qu'un même stimulus suffit à éveiller l'activité de l'ensemble. Mais à mesure que se compliquent les circonstances qui environnent l'être vivant et dans lesquelles il doit trouver les conditions propres au développement, à l'entretien et à la manifestation de la vie qui l'anime, à mesure aussi les différents éléments qui le constituent croissent en nombre et en propriétés, de sorte qu'on a pu affirmer que le degré d'élévation qu'un organisme vivant occupe dans la série dépend de la complexité du milieu où il vit.

De plus, dans ces sphères supérieures de la vitalité, le groupement morphologique des éléments constitutifs s'établit de telle sorte, que des surfaces très-étendues auraient pu être soustraites aux influences du milieu cosmique et rester inertes, si un nouvel ordre de tissus n'était venu s'interposer comme intermédiaire et comme interprète entre la périphérie et les parties centrales. Cette attribution qui est réservée au tissu nerveux lui donne en fait le rôle prépondérant dans l'organisme, car si la plupart des réactions vitales, ou plus correctement, si les propriétés inhérentes aux autres tissus peuvent se manifester sans son intervention, il faut reconnaître que dans les organismes où il existe, lui seul peut éveiller et coordonner ces activités élémentaires dont la résultante constitue la vie.

Considéré dans sa substance, le tissu nerveux présente des différences histologiques qui pourraient être négligées, si la structure et la fonction n'étaient dans un rapport tellement intime, qu'il fut difficile de se rendre compte de l'une sans se référer à l'autre.

Les éléments histologiques du système nerveux se composent de deux tissus analogues au point de vue chimique, mais dont le groupement et la distribution sont distincts ; aussi est-ce par leurs caractères physiques qu'on les reconnaît habituellement ; le degré de coloration les classe en substance grise et en substance blanche, reconnaissables encore par leur structure qui est globuleuse ou fibreuse.

On considère les globules dont le groupement constitue les parties centrales du système, comme des cellules ayant généralement des enveloppes et un contenu consistant en une matière mollement coagulée, renfermant de fines granulations graisseuses. La plupart de ces cellules émettent un ou plusieurs prolongements qui ne sont autres que les seconds éléments histologiques dont se compose le tissu nerveux. Ces fibres dont la juxtaposition constitue les différents nerfs sont de petits tubes formés par une membrane mince renfermant une substance médullaire visqueuse consistant en matières grasses ou albumineuses. Cette structure paraît s'éloigner fortement de celle réservée aux cellules; mais ce qui rapproche ces deux ordres d'éléments au point d'en faire un tout physique et physiologique, c'est un filament de nature protéique qui ne diffère de la substance contenue dans les cellules que par une densité plus grande due à l'homogénéité de sa structure, tandis que nous avons vu que dans les cellules cette homogénéité était brisée par des granules graisseux. Ce filament cylindrique est unanimement regardé comme la partie essentielle de la fibre nerveuse, l'étui médullaire et la gaîne fibreuse ne pouvant servir que d'organes protecteurs et isolateurs, puisqu'ils se confondent avec les enveloppes des cellules, tandis que le cylindre-axe rejoint leur contenu.

Pour se rendre compte en quoi ces données peuvent éclairer les attributions du système nerveux, il faut se rappeler que les phénomènes nerveux, comme du reste tous les phénomènes, sont dus à l'action de orces extérieures, et consistent dans un mouvement acquis; or celui-ci sera d'autant plus facilement communiqué que la matière à laquelle il doit se communiquer offrira moins de résistance. Dès lors, si dans le système nerveux, il y a des organes destinés à subir les chocs extérieurs, ils seront nécessairement constitués par l'élément cellulaire dont le contenu instable et mobile se prêtera à des modifications rapides et multipliées; de plus, si dans le système nerveux il y a production de force intrinsèque, ce sera également dans le tissu cellulaire qu'elle prendra naissance.

D'un autre côté, ces forces ainsi acquises ou automatiquement développées par le système nerveux ne peuvent s'éteindre sur place, et il leur faut nécessairement une voie d'échappement; mais il suffira à cette fin d'une matière simplement conductrice du mouvement. Or cette fonction sera évidemment dévolue aux éléments du tissu nerveux qui se prêtent seulement à des modifications limitées et facilement regressibles, c'est-à-dire aux éléments fibreux dont la structure, compacte et homogène, écarte la possibilité de transformations plus radicales. L'expérience est venue confirmer ces vues théoriques et l'on sait que c'est dans les éléments cellulaires que s'élabore l'énergie du tissu nerveux, et que les fibres sont de simples conducteurs, de simples commissures jetés d'une cellule à un élément musculaire ou simplement à une autre cellule nerveuse.

Comment se fait cet assemblage, comment s'établissent ces relations anatomiques destinées à créer des voies de circulation au processus nerveux? C'est ce qu'un coup d'œil rapide sur la topographie du système nerveux va nous apprendre :

Si on se représente les surfaces, tant périphériques que sous-jacentes et internes, du corps humain comme parsemées de cellules nerveuses, isolées ou réunies en amas plus ou moins complexes, mais inégalement réparties, puisque dans certains endroits, pressées les unes contre les autres, elles forment des mailles extrêmement serrées, tandis qu'ailleurs, plus clairsemées, elles circonscrivent des espaces relativement étendus, on aura ainsi généralisé, à l'ensemble de l'organisme, l'idée pittoresque de Gall qui comparait les éléments sensibles de la peau à un cerveau étalé. Cependant on n'aura pas excédé les bornes de la vérité, puisque ces éléments nerveux se rencontrent dans tous les organes et dans toutes les parties de notre être.

Quant au mode d'agencement et de groupement de ces amas nerveux, qui parfois, a-t-il été dit, peuvent se réduire à un seul élément cellulaire muni de son prolongement, il faut avouer qu'il n'est qu'imparfaitement connu, voire même en certains endroits totalement ignoré. S'il résulte de là une certaine indécision sur la spécificité fonctionnelle de certains de ces organes, au moins sait-on avec certitude qu'ils sont les points d'aboutissement ou d'émergence de deux ordres de fibres, dont les unes établissent des relations avec le milieu ambiant et dont les autres provoquent l'activité spéciale des éléments musculaires auxquels elles aboutissent.

Ces deux ordres d'organes réalisent donc par leurs énergies spécifiques les conditions antagonistes qui ont été indiquées comme inhérentes à tous les phénomènes vitaux. En effet, si les uns dits moteurs, en déterminant la contraction musculaire, mettent en liberté un mouvement, une force qui se peut répandre au dehors, ce n'est que sollicités par un mouvement opéré dans les autres, dits sensibles, qui, mis en contact plus ou moins direct avec les milieux ambiants les organes, sont seuls susceptibles de s'approprier les qualités de ces mêmes milieux.

C'est à cette dernière propriété du système nerveux qu'on donne le nom de *sensibilité;* propriété assez complexe puisqu'elle suppose trois opérations distinctes; le contact à l'extrémité originelle de la fibre nerveuse, la communication du mouvement à la cellule terminale périphérique et de celle-ci à l'élément fibreux, la conduction du mouvement acquis jusqu'à certains centres, et enfin l'action de ces centres. Ces trois phases, impression, conduction, perception constituent la sensation dont nous parlerons plus amplement dans la suite; pour le moment examinons rapidement quels sont ces divers centres, que le mouvement nerveux, partant de la périphérie, peut rencontrer dans son évolution ascensionnelle.

Au sortir des diverses structures d'origine, les fibres nerveuses sensibles ou centripètes (en raison de la voie qu'elles font suivre au mouvement nerveux), se réunissent en faisceaux de plus en plus complexes, où chaque fibre conserve néanmoins son individualité, puis traversent des amas cellulaires, appelés *ganglions périphériques*, qui sont regardés, eu égard à leur structure, comme des organes de renforcement du mouvement qui leur parvient, et comme un centre de fusion des mouvements venus par les différentes fibres qui y aboutissent. Il a jusqu'ici été très-difficile d'adapter une fonction autonome bien précise à ces ganglions, parce qu'il n'est pas prouvé que le mouvement nerveux arrivé là puisse se réfléchir directement dans les fibres motrices qui partent de ces mêmes centres. Cependant Claude Bernard admet que certains mouvements récurrents nettement reconnus en physiologie donnent raison à cette supposition (1).

Plus généralement on s'accorde à dire que l'excitation, pour provoquer un mouvement réflexe, doit remonter jusqu'à la *moelle*. Quant à celle-ci, elle paraît constituer une série de centres automatiques formés par chaque paire de nerfs avec le segment de moelle auquel ils sont attachés ; mais cette indépendance des segments médullaires est rachetée par des connexions les unissant non-seulement entre eux, mais aussi aux parties nerveuses supérieures à la moelle proprement dite. Il résulte de là que la moelle n'est pas seulement un organe conducteur et condensateur des impressions sensitives venant de la plus grande partie de la périphérie, mais qu'elle est en outre le point de concentration d'impressions viscérales et périphériques qui viennent s'y fusionner également.

Pour continuer sa route ascendante, le courant nerveux parvenu à la limite de la moelle, rencontre le *bulbe*, organe de conduction également, mais de plus foyer de réception d'un certain nombre de nerfs importants, et centre de réflexion du mouvement nerveux dans les organes destinés à l'expression de la physionomie, au langage articulé, à la déglutition, etc., etc., aux poumons, au cœur et à l'estomac. C'est donc dans le bulbe que probablement se perçoivent les sensations qui ont ces organes pour siége apparent ou réel.

En progressant encore dans l'axe médullaire, le stimulus nerveux chemine dans la protubérance qui a joué longtemps un rôle important dans la sensibilité, mais que les recherches récentes semblent devoir fortement diminuer. En effet Todd et Carpenter en Angleterre, Luys en France,

(1) *Revue scientifique*, 1872, page 72.

se sont attachés à prouver que les couches optiques doivent être regardées comme le point de centralisation supérieur de tous les ébranlements sensitifs. Sans aller jusqu'à accueillir les vues si larges, les affirmations si catégoriques de Luys, on peut néanmoins tenir comme acquis à la science que c'est dans la couche optique et les parties circonvoisines que convergent les impressions sensibles, et que c'est en cet endroit que se fait leur perception. Mais on se tromperait grandement en croyant que les impressions doivent forcément remonter jusque-là pour être perçues, il est même probable sinon démontré, que tous les amas nerveux parcourus ou plutôt traversés par le courant nerveux sont des centres perceptifs également. Les travaux des physiologistes contemporains, Vulpian, Schiff, ont mis la chose hors de doute relativement à la moelle et au bulbe, et l'analogie permet à nos yeux une déduction applicable aux centres inférieurs ; toutefois comme nous ne pouvons dans un travail comme celui qui nous occupe, nous livrer à l'étude de ces questions, nous préférons rester dans les limites reconnues par tous, en admettant que les sensations peuvent être perçues ou dans la moelle (bulbe et protubérance compris) ou dans la couche optique, considérée comme centre perceptif supérieur. Mais notre conviction est que tout centre de réflexion est en même temps centre de sensibilité, centre de perception, parce que tout mouvement est corrélatif d'une sensation.

Mais réservant ce sujet, examinons ce que devient le processus nerveux arrivé au centre perceptif supérieur ; s'y arrête-t-il, s'y emmagasine-t-il ? s'y éteint-il ? Evidemment toutes ces suppositions sont erronées par la raison bien simple que ce qui se passe dans le tissu étant un mouvement, la force qui l'a engendré ne peut se soustraire aux lois physiques ; il faut qu'elle s'écoule, et pour cela deux voies se présentent : ou bien directement dans le corps strié par les fibres qui unissent ce dernier à la couche optique, ou bien revenir toujours au corps strié, mais après s'être irradiée dans les hémisphères cérébraux. Or, comme on sait que le corps strié est le point de départ des fibres motrices, et que les hémisphères sont les organes de la pensée, il s'ensuit qu'une sensation perçue dans les couches optiques peut se résoudre directement en un mouvement musculaire, ou s'unir aux idées ; cependant il semble plus juste d'admettre que parvenue au centre supérieur de perception, le stimulus nerveux s'irradie dans les deux directions simultanément, mais avec des intensités différentes.

Il résulte de ce qui précède que si l'on considère la couche optique comme centre de convergence des impressions, celles-ci ne parviendront pas toujours jusque-là, mais lorsqu'elles y parviendront, elles pourront se déverser dans les canaux moteurs sans exciter, ou *très-faiblement*, l'activité psychique. Comme aussi elles pourront, au contraire, s'irradier de préférence dans le tissu cérébral, c'est-à-dire surexciter l'idéation, sans avoir de retentissement bien marqué sur le reste de l'organisme. D'un autre côté, en rétrocédant du corps strié vers la moelle et de celle-ci vers les nerfs qui en partent, le mouvement sensible peut s'écouler de préférence ou simultanément, soit dans les organes musculaires et de locomotion, soit dans les viscères, ou plus correctement dans les parties musculaires de ceux-ci. En sorte qu'on peut dire qu'une sensation perçue par le centre encéphalique se transforme ou en une idée, ou en un mouvement interne, ou en un mouvement appréciable extérieurement ; tandis que si la sensation est perçue par un des centres secondaires, elle restera en dehors de la sphère idéale, et se changera seulement en mouvemements plus ou moins étendus selon que le centre sera plus ou moins élevé dans l'ordre que nous avons précédemment indiqué. C'est pourquoi on peut admettre théoriquement que les ganglions sont centres de réflexion et centres perceptifs, surtout si l'on ne compare pas la modestie de leurs aptitudes et de leurs fonctions avec l'élévation de celles des centres supérieurs.

Toutes ces considérations ont leur importance pour le sujet qui nous occupe, en ce qu'elles nous permettent de concevoir facilement que les sensations seront d'autant plus nettement perçues qu'elles le seront par un centre perceptif plus élevé hiérarchiquement et en rapport avec un plus grand nombre d'organes. Nous aurons du reste l'occasion de faire ressortir plus tard ces déductions. Actuellement nous devons combler une lacune avant d'aller plus loin.

Nous avons *supposé* jusqu'ici que les agents extérieurs en agissant sur les expansions périphériques des nerfs centripètes communiquent aux molécules de celles-ci un ébranlement qui s'irradie par continuité. Nous avons admis *a priori* que l'activité du tissu nerveux consiste en un mouvement moléculaire, sans en avoir déterminé ni la nature, ni les conditions d'existence, ni les causes.

CHAPITRE DEUXIÈME.

DU MOUVEMENT NERVEUX.

La nature d'un phénomène se déduit rationnellement des conditions qui accompagnent, facilitent ou entravent sa production ; or, si nous examinons les conditions essentielles de l'activité nerveuse nous trouvons :

1° La continuité dans la substance nerveuse ; car de quelque nature que soit la force mise en jeu dans la substance nerveuse, il lui faut nécessairement un substratum.

2° De plus, il faut non-seulement ininterruption de la matière nerveuse, mais encore un certain degré de cohésion, car l'on sait que les nerfs ramollis, quoique intacts dans leur continuité, perdent leur aptitude conductrice.

3° On a constaté d'un autre côté que la cohésion requise pour la propagation du mouvement nerveux est détruite par une forte pression, ainsi qu'il arrive pour un nerf auquel on a appliqué une ligature, et pour un centre quand un corps étranger, une esquille osseuse, ou un liquide pathologique, comprime la pulpe nerveuse.

4° Ensuite pour l'action nerveuse, comme pour les autres actions vitales, il faut un certain degré de chaleur; de même le tissu nerveux, comme les autres tissus, est soumis à l'action d'un sang convenable et régulièrement dispensé.

On peut déduire de ces faits que la force nerveuse n'est pas de nature exclusivement électrique comme l'ont pensé pendant longtemps certains physiologistes; car si la continuité des conducteurs est nécessaire pour la propagation du fluide électrique, ce n'est toutefois qu'à un degré inférieur à celle exigée pour la conduction des mouvements nerveux, puisque celui-ci cesse par la simple pression exercée sur le parcours des filets nerveux.

On sait du reste que M. Dubois-Reymond et plus récemment M. Marey ont élucidé cette question par leurs beaux travaux sur la vitesse du courant nerveux, qui n'est nullement comparable à celle du courant électrique.

L'opinion la plus accréditée actuellement est celle qui envisage le processus nerveux comme un mouvement vibratoire moléculaire, accompagné *comme tout mouvement naturel*, de chaleur et d'électricité. Si donc il y a modification moléculaire dans le tissu nerveux excité, il est naturel que la propagation de ce mouvement d'une molécule à une autr et aussi successivement, soit entravée par une compression, ou tout autre obstacle mécanique. On conçoit de même qu'une certaine cohésion du tissu soit requise, mais de plus, il est évident que cette cohésion sera influencée par l'état du tissu nerveux et de ses enveloppes, et en outre par la tonicité plus ou moins forte des tissus circonvoisins.

On peut admettre qu'il y a un minimum de tension nécessaire et qu'entre cette limite et celle où la densité du tissu nerveux est telle que la vibration moléculaire soit la moindre possible, il y a des degrés, des nuances qui expliqueront les susceptibilités individuelles. Il s'ensuit aussi que la susceptibilité nerveuse, qui n'est en somme que la plus ou moins grande facilité avec laquelle les impressions parviennent aux centres, ou, en d'autres termes, la rapidité avec laquelle se fait le mouvement nerveux, sera plus grande chez les individus dont les tissus offrent une laxité constitutionnelle, ou sont relachés par des causes débilitantes. C'est au reste ce que l'observation clinique confirme tous les jours : les personnes de complexion musculaire délicate, offrent les caractères du tempérament dit nerveux, déterminé par une grande susceptibilité aux impressions; de même l'hypéresthésie s'observe particulièrement à la suite des maladies, chez les anémiques et les chlorotiques, ou bien chez les personnes dont la constitution s'est affaiblie par les douleurs *morales ou physiques*.

5° Ayant admis que l'excitation transmise le long d'un nerf est constituée par des vibrations ondulatoires se communiquant de proche en proche, de molécule à molécule, on conçoit que ces éléments ne seront susceptibles d'entrer de nouveau en vibration qu'après être revenus à leur position première, et que si une série d'excitations nouvelles tend à parcourir la fibre avant ce retour des molécules à l'état primitif, l'effet produit (l'amplitude de l'oscillation si l'on veut) sera moindre graduellement et pourra même finir par ne plus se produire. Mais cette diminution coïncidera naturellement avec une altération nutritive de l'organe. Or si nous admettions *a priori*, quitte à y revenir plus tard, que cette altération du tissu nerveux,—qui nécessairement se propage, dans les circonstances que nous venons de relever, non-seulement aux fibres, mais aussi aux centres nerveux,—détermine *la douleur*, on comprendrait facilement pourquoi chez les personnes nerveuses déjà, mais surtout chez les malades, les sensations naissent douloureuses. En effet, chez eux le défaut de tonicité des tissus favorise le processus nerveux, avons-nous dit ; mais il est évident que cette susceptibilité à recevoir les impressions se manifestera en présence d'excitations qui, à l'état normal, eussent peu dérangé les éléments moléculaires de leur statique habituelle ; par conséquent en comparaison de l'état normal, les causes d'excitation seront multipliées, et il en résultera forcément une fréquence inusitée de sensations, qui ne laissant pas au tissu nerveux le temps de réparer suffisamment ses pertes matérielles, entretiendra un état constant d'altération, d'où naissance de la douleur aux moindres ébranlements.

6° Une ondulation moléculaire pour se propager dans un certain sens, doit nécessairement durer un temps appréciable. Dès lors, l'ondulation nerveuse avant de parvenir aux *centres perceptifs et de déterminer la sensation*, occupera un certain espace de temps, variant avec les conditions que nous avons énumérées, et partant avec les individualités, ou même avec les circonstances chez les mêmes individualités. C'est pourquoi il ne faut accepter que comme une moyenne le chiffre de 30 mètres par seconde assigné par certains auteurs à la vitesse du processus nerveux.

Toutefois une propriété remarquable du processus nerveux, c'est qu'il croît en vitesse et en effet produit, proportionnellement au chemin parcouru. Que conclure de là, si ce n'est que le tissu nerveux dans son ensemble est non-seulement conducteur des excitations, mais qu'il est en outre le siége d'une force autochthone, dont il faut, avons-nous déjà dit, chercher le foyer de production dans les éléments de ce tissu dont la structure se prête à des modifications, à des mouvements rapides, c'est-à-dire dans les éléments cellulaires. Aussi, plus un centre sera riche en substance grise, plus son énergie et son rôle psychologique seront grands ; mais en revanche, il est logique d'attribuer aux centres inférieurs des qualités *moindres*, mais cependant *analogues* à celles des centres supérieurs : l'identité de substance entraînant l'identité de fonction.

Du reste, en faisant momentanément abstraction des spécificités fonctionnelles des fibres des sens spéciaux, nous trouvons dans les autres nerfs des motifs sérieux de corroborer cette manière de voir. En effet, la force nerveuse est une force thermo-électrique (impliquant mouvement, chaleur, électricité); or, en admettant que les centres, que les cellules nerveuses soient le siége d'un mouvement, nous sommes forcé d'admettre que ce mouvement est producteur aussi de chaleur et d'électricité, et capable par conséquent de renforcer le mouvement thermo-électrique qui y parvient : tout foyer de production d'une force déterminée, devant nécessairement et indubitablement renforcer ou mieux multiplier le mouvement de même nature qui vient se fusionner avec elle. Un exemple fera peut-être mieux saisir notre pensée : supposons une légère traînée de poudre aboutissant à un petit amas de même substance, continué par une seconde traînée, laquelle se rend à un second amas et ainsi de suite ; il est évident que l'effet produit par la déflagration de la première traînée s'augmentera par la combustion du premier amas, se continuera en progressant dans la seconde traînée, s'accroîtra encore par la déflagration du second amas de poudre et que l'effet total ne sera qu'un multiple de l'effet premier. C'est ce que nous supposons se produire dans la substance nerveuse, fibres et ganglions, nerfs et centres ; cependant nous n'entendons pas pousser notre comparaison jusqu'aux centres perceptifs auxquels nous reconnaissons une énergie spécifique dont l'effet mystérieux oppose une barrière infranchissable aux déductions humaines. Toutefois examinons ce qui adviendrait si les nerfs ne portaient au cerveau, ou plutôt aux centres de perception que des mouvements thermo-électriques ; quelles perceptions, quelles sensations pourrait-il en résulter? Un examen un peu sérieux fera bientôt voir que ces sensations seront des sensations de contact, des sensations thermiques et des sensations électriques. Nul doute pour ces deux dernières catégories ; mais pour la premier quelques explications sont peut-être utiles. Un corps en mouvement est animé d'une certaine vitesse qui se communique aux autres corps qu'il rencontre, et cela en déterminant ou un choc violent, ou tous les autres degrés de contact jusqu'au simple attouchement. D'un autre côté, le mouvement d'un corps peut être ou régulier ou irrégulier et produire au contact avec un autre corps ou une poussée, une pression ou des secousses. Supposons maintenant que des corps ainsi animés de mouvements à vitesse et à rhythme divers, soient ou arrivent en contact avec les extrémités périphériques des nerfs sensibles; que se passera-t-il? Un phénomène tout simple, tout compréhensible et dont les analogues foisonnent dans la nature : la matière nerveuse s'appropriera le mouvement du corps avec lequel elle se trouve en contact et selon la vitesse ou le rhythme de ce mouvement, il y aura des sensations de contact violent, de choc, de chatouillement, de frémissement, etc., enfin, toutes les variétés de contact possibles.

Voilà donc trois catégories de sensations que n'importe quel nerf pourra charrier à l'encéphale, que la *généralité* des nerfs pourra conduire aux centres perceptifs. C'est un point qu'il nous suffira de noter d'une manière toute expresse, parce qu'il forme pour ainsi dire la base sur laquelle repose l'idée qui a présidé à ce travail.

Pour le moment, nous sommes obligé de faire un pas en arrière, afin d'examiner non plus le mouvement intrinsèque qui se développe dans le tissu nerveux, mais les causes qui le déterminent d'ordinaire, ou en d'autres termes, les impressions faites aux extrémités des fibres sensibles par les agents qui leur sont extérieurs.

CHAPITRE TROISIÈME.

DES CAUSES D'EXCITATION DU MOUVEMENT NERVEUX.

Les causes qui provoquent l'activité nerveuse ont déjà été

mentionnées précédemment ; ce sont, d'une part, la force autochthone développée dans les cellules nerveuses, et, de l'autre, les excitations reçues aux extrémités des fibres centripètes par suite de l'influence des agents extérieurs, ou plus strictement, par l'action et les propriétés de la matière en contact avec les extrémités nerveuses.

Les actes par lesquels la matière se révèle sont de deux espèces, ou simples ou complexes ; le phénomène naturel le plus simple et par conséquent le phénomène primordial est, avons-nous déjà dit, le *mouvement*; mais, avons-nous ajouté, le mouvement est intimement lié à la production de chaleur et d'électricité, d'où nous pouvons déduire que la manière essentielle par laquelle la matière se dévoile à nos sens est un acte, *un mouvement thermo-électrique*. Il y a donc identité entre les manifestations de la matière, qu'elle soit matière nerveuse ou autre ; ce qui est tout simple, puisque la matière organique animale n'est en dernière analyse que de la *matière* pure et simple, identique en substance à la matière organique végétale, et même à la matière inorganique. Aussi, peut-on affirmer que la matière ne se manifestant à nous que par les forces dont elle est le substratum, ne peut *être* pour nous que mouvement, chaleur, électricité, simultanément, quoique possédant ces attributs à des puissances diverses. Mais, dira-t-on, il n'y a pas que ces forces qui trahissent l'existence de la matière ? Non évidemment, il y a encore la lumière, le son et les ttributs chimiques, mais ces phénomènes relèvent aussi es trois propriétés essentielles de la matière : ainsi la lumière n'est autre qu'un mouvement thermo-électrique se développant dans des conditions *spéciales*, *accidentelles*; de même du son, et des propriétés chimiques des corps odorants et sapides.

Aussi considérons-nous la lumière, le son, l'odeur et la aveur comme des attributs tout à fait spéciaux et passagers de la matière, et la nature nous force bien à les envisager ainsi, puisque pour les faire apprécier, pour les faire percevoir, elle s'est servie d'agents spéciaux qui sont les organes des sens proprement dits.

On s'étonnera peut-être que nous ne fassions pas mention du *toucher*; mais la raison en est facile à comprendre quoique paradoxale en apparence : le toucher comme sens déterminé, n'existe pas, et nous verrons dans la suite qu'une sensation simple du toucher, comme celle qui résulte du fait de promener un doigt sur une table, est en réalité une masse complexe de sensations simples de contact et d'action musculaire, auxquelles viennent se joindre une série d'idées et de jugements actuels et de souvenirs.

Les conclusions que nous pouvons déjà tirer des considérations précédentes sont fort importantes pour le sujet qui nous occupe, car si, d'une part, nous avons constaté à la fin du chapitre précédent que la *généralité* des nerfs de l'organisme étaient le siége d'une activité résumée par ces mots : *mouvement, chaleur, électricité*, nous venons de voir que ces trois attributs sont également essentiels à la *généralité* des phénomènes naturels; ce qui nous autorise à dire que les sensations qui en résulteront seront des sensations *générales*. Le terme est en effet parfaitement justifié puisque les causes qui détermineront ces sensations seront communes à presque tous les phénomènes naturels et que presque tous les nerfs de l'organisme seront aptes à en subir l'influence et à la propager jusqu'aux centres perceptifs.

Désormais donc en prononçant le mot sensations ou sensibilité générale, nous n'énoncerons plus un terme conventionnel éveillant pour celui-ci telle idée et pour celui-là telle autre; mais nous saurons au contraire, sans la moindre indécision, ce qu'il entend signifier, parce que nous serons parti d'une base solide, d'une base scientifique et non plus arbitraire.

Cependant quelques mots d'explication sont encore nécessaires pour écarter certaines objections, pour lever certaines difficultés apparentes.

La première est relative à la spécificité des nerfs des sens proprement dits, et à la spécificité des causes qui les excitent. D'après la théorie que nous essayons de faire prévaloir, pour que la sensation lumineuse se produise, il faut que le nerf optique soit le siége d'une activité aboutissant toujours à la production d'une sensation lumineuse ? effectivement, l'on sait que n'importe quelle excitation portée sur ce nerf sera toujours perçue comme sens atlonde lumière ; et il en est de même pour les nerfs des autres sens. Ce qui est plus remarquable encore et ce qui corrobore notre manière de voir, c'est que le nerf optique ne peut pas plus s'identifier un mouvement thermo-électrique simple qu'un nerf de sensibilité générale ne pourra faire percevoir une sensation lumineuse par le centre auquel il aboutit ; mais ce dernier nerf, ce nerf de sensibilité générale s'assimilera parfaitement, en revanche, ce qui dans la lumière est chaleur et électricité. Ce fait est vulgaire ; un rayon solaire perçu comme lumière par l'œil, l'est comme chaleur par la peau.

La seconde objection est plus sérieuse : On sait que la matière répandue dans le milieu cosmique est sans cesse en mouvement ; on pressent en outre que la matière animale doit être également le siége de modifications incessantes produites par les phénomènes physico-chimiques d'assimilation et de désassimilation, et, s'il en est ainsi, n'y a-t-il pas des causes permanentes d'activité nerveuse aussi bien pour les nerfs de sensibilité générale que spéciale ? En effet, les phénomènes continus qui se passent dans le milieu cosmique ou dans l'organisme sont nécessairement, s'ils sont simples, de nature thermo-électrique et deviennent ainsi des causes incessantes d'excitations pour le système de sensibilité générale, et de plus la matière, la substance nerveuse elle-même soumise comme le reste de l'organisme aux lois de l'évolution nutritive, sera constamment animée d'un mouvement thermo-électrique ; et comme conséquence inévitable, nous devons ressentir constamment des sensations de contact, de chaleur et d'électricité. Et de fait nous les ressentons ; mais comme ces phénomènes sont constants, réguliers, ne présentant guère de différence entre eux, la conscience n'en est que faiblement avertie. Nous verrons du reste plus tard que le sentiment de l'individualité repose entièrement sur l'existence de ces petites et multiples sensations.

Quant aux nerfs spéciaux, il paraîtra difficile sinon impossible de se figurer qu'ils soient en état d'activité constante, quoique cependant, ayant admis qu'une excitation quelconque portée sur le nerf optique, pour continuer l'exemple que nous avons déjà pris, détermine toujours une sensation lumineuse, nous sommes bien forcé de reconnaître que les modifications nutritives du tissu du nerf optique, celles des tissus voisins devront déterminer des ébranlements qui se traduiront par des sensations lumineuses. C'est ce que nous admettons en effet, tout en réclamant pour ces sensations visuelles (ou auditives, ou gustatives, ou olfactives) le bénéfice invoqué pour les sensations générales constantes, à savoir qu'elles laissent la conscience assez indifférente, pour les mêmes motifs que nous avons énoncés plus haut. Nous pourrions peut-être ajouter, pour faire valoir ces derniers motifs, que les sensations constantes provoquées par l'activité permanente des nerfs spéciaux, doivent être d'autant plus indifférentes à la conscience qu'il est généralement admis que les causes d'excitation ordinaire de ces nerfs sont intermittentes ou mieux rémittentes.

Mais cet argument serait illusoire et ruinerait plutôt qu'il n'appuierait notre théorie ; car il est prouvé que l'excitant lumière, l'excitant son, l'excitant saveur et l'excitant odeur persistent dans la nature, dans le milieu où nous vivons.

avec autant de régularité et de constance que les excitants chaleur et électricité.

En effet, les termes obscurité, silence, insipidité, etc., expriment seulement des idées de rapport de différence, de corrélation ; car en réalité il n'y a pas de moment, ni de lieu où règne une obscurité complète ; et faut-il citer l'exemple de ce prisonnier, qui plongé pendant des années dans un cachot où la lumière n'arrivait jamais, était parvenu à distinguer les moindres détails du tombeau où la cruauté des hommes le retenait captif. Ou trouve-t-on le silence ? quel corps est réellement inodore ? Enfin n'avons-nous pas constamment des saveurs dans la bouche ?

Nous n'ignorons toutefois pas où nous conduit la voie que nous suivons ; car en affirmant ainsi la permanence des sensations, générales et spéciales, en les atténuant même le plus possible, nous n'en avons pas moins supposé comme condition préalable et nécessaire de leur existence, la permanence des causes et la permanence de l'activité nerveuse, ce qui nous mettra probablement dans l'impossibilité d'expliquer le mécanisme des sensations ayant un certain degré d'acuité, et de retentissement dans la conscience. On verra dans le chapitre suivant que cette difficulté est plus apparente que réelle, et qu'au contraire, ce *fond sensible* est indispensable à la conception des sensations proprement dites.

CHAPITRE QUATRIÈME.

DES SENSATIONS.

Nous pouvons considérer comme suffisamment démontré par les développements qui précèdent, qu'il y a pendant la vie des sources intarissables d'excitation pour le système nerveux, puisque sans compter les évolutions qui se passent dans l'intimité des tissus, l'homme se trouve placé au milieu d'un monde qui palpite comme lui de vibrations continuelles et de frémissements infinis.

Ces excitations rendent compte de l'activité continuelle du système nerveux, mais il ne faut pas négliger cette cause intime qui se trouve dans le tissu nerveux, et qui, à elle seule, suffirait à justifier et son état d'activité permanente, et l'existence de ces petites sensations si faibles, si familières ou si incapables de s'associer aux idées, que c'est à peine si nous en avons conscience.

Il ressort aussi des considérations développées dans les chapitres précédents que les propriétés des corps en contact avec nos fibres nerveuses, se réduisent en somme au pouvoir de provoquer des sensations. Or, comme une sensation est pour la plupart des psychologues l'état d'activité d'une partie du système nerveux située dans l'encéphale, il s'ensuit que théoriquement, on a pu avancer que la sensation dépend uniquement de l'énergie spécifique de ce centre, et qu'on peut faire abstraction des phénomènes du dehors ou des événements intérieurs du corps vivant, ainsi que l'état du nerf aboutissant à un centre, car il suffit que ce centre entre en activité spontanément pour que la sensation se produise. Cette manière de considérer les centres perceptifs comme de simples timbres qui donnent leur note sous n'importe quel choc, nous a toujours paru d'autant plus embarrassante à comprendre, que les auteurs qui arrivent à cette conclusion commencent invariablement par vous dépeindre sous des couleurs saisissantes l'admirable correspondance établie entre nos idées, nos sensations, nos états de conscience, c'est-à-dire notre monde interne, et le monde externe. Or, cette correspondance, cet accord ne peut exister ou n'est que le fait du hasard, s'il n'y a pas de lien nécessaire entre le monde extérieur et notre for intérieur. Parcourez les ouvrages de MM. Littré, Herbert Spencer, Bain et Taine, tous s'accorderont à vous dire que c'est dans le monde matériel qu'il faut chercher la raison dernière de la nature de nos pensées, de leur ordre et de leur liaison; ils ajouteront que dans la nature rien n'est isolé, que tout s'enchaîne, que chaque phénomène découle de ceux qui précèdent et contient en germe ceux qui suivent, que toutes choses sont causées ou causantes, qu'en un un mot, il n'y a que des transitions ; ce qui ne les empêchera nullement de se contredire en affirmant que le genre de sensation dépend des caractères du centre nerveux, ou de la façon dont le trouble moléculaire est amené au centre nerveux, ou des deux et que *par suite, il devient inconcevable qu'il y ait une ressemblance quelconque entre l'état subjectif et la cause qui l'éveille par l'intermédiaire de changements qui ne ressemblent ni à l'un ni à l'autre* (1).

En effet, il serait inconcevable qu'une sensation se répétât identiquement la même pour nous et pour tous ceux qui se trouvent dans les mêmes conditions, c'est-à-dire qu'il y eût concordance complète entre la cause extérieure et l'effet produit, sans qu'il y eût une condition intermédiaire participant de la cause et de l'effet. Aussi, une telle lacune, un tel hiatus n'existe pas et nous avons démontré que pour les sensations de contact, de chaleur et d'électricité, sensations que nous avons qualifiées de *générales*, il y avait concordance complète entre les phénomènes extra-nerveux qui leur servent de causes, le phénomène intra-nerveux qui sert d'intermédiaire et la perception qui en résultait. Aussi répudions-nous complétement l'idée émise par le savant psychologue anglais, que la sensation ne correspond en rien à son objet. Il est vrai qu'on nous oppose immédiatement les hallucinations comme devant ruiner radicalement notre opinion, tandis qu'elles la confirment au contraire ! Ne permettent-elles pas de trouver dans l'état du tissu nerveux lui-même, la cause interne du phénomène devenu compréhen-

(1) Herbert Spencer. Psychologie, p. 210.

sible, puisque cette cause interne est identique en qualité, *mais non en quantité*, au stimulus externe qui fait défaut?

Du reste à part quelques hardis localisateurs que l'idée du système pousse peut-être dans des voies où les physiologistes hésitent avec raison à les suivre, qui pourrait assigner une démarcation précise à ces centres? Ne voyons-nous pas au contraire abaisser leurs limites chaque jour, et dans une publication récente, M. Vulpian (1) n'a-t-il pas été amené à reconnaître que la moelle est douée d'un certain pouvoir perceptif.

Aussi n'hésitons-nous pas à affirmer notre conviction que la sensibilité n'est pas le monopole exclusif de telle partie déterminée du système nerveux, mais que cette propriété appartient à l'ensemble du système, et qu'une sensation n'est qu'un total composé de sensations élémentaires, dont les groupements deviennent successivement plus complexes à mesure qu'ils s'opèrent dans des régions plus élevées du système.

Ceci dit, examinons rapidement comment peut s'expliquer le mécanisme des sensations, en commençant par les sensations générales.

Nous avons admis que le tissu nerveux des nerfs de sensibilité générale était animé d'un mouvement vibratoire thermo-électrique; nous avons ensuite reconnu que la matière, dans sa manifestation la plus commune, la plus *générale*, était également le siége d'un mouvement thermo-électrique, et dès lors, il nous reste à chercher ce qui peut survenir quand un corps quelconque arrive en contact avec les cellules terminales des fibres sensibles. Ou bien le corps extérieur (et en disant extérieur nous n'entendons donner à ce terme qu'une valeur relative, en prenant le tissu nerveux comme point de comparaison; extra-nerveux rendrait peut-être mieux la chose) ; ou bien le corps extérieur sera

(1) *Dictionnaire encyclopédique*, IIe série, tome 8, page 517.

animé d'un mouvement, et aura une tension thermo-électrique semblable, en vitesse et en degré, à la vitesse du mouvement vibratoire des molécules nerveuses, et au degré de tension thermo-électrique développée par ce mouvement; ou bien il arrivera que ces conditions présenteront des différences. Or, si nous nous souvenons qu'il est acquis par les sciences physiques, que lorsque deux corps arrivent en contact, ils tendent à se mettre en équilibre de mouvement, de température et à combiner leurs électricités respectives, nous ne verrons aucune difficulté à admettre que le même phénomène se produira quand un corps extra-nerveux sera en contact avec la substance nerveuse. S'il y a similitude dans les conditions, le mouvement nerveux intrinsèque ne sera pas modifié; s'il y a différence, l'équilibre tendra à s'établir et il en résultera une interférence dans le mouvement nerveux, qui se propageant dans les fibres, parviendra jusqu'aux centres de perception en se multipliant de l'action propre des ganglions, et ainsi aura lieu la sensation, qui sera d'autant plus forte que sera prononcé l'écart entre l'état du corps extérieur et celui des nerfs sensibles.

Voilà pour les sensations générales de contact, de température et d'électricité; mais la théorie que nous émettons sera-t-elle jamais applicable aux sensations spéciales, et aux cas pathologiques?

Pour ce qui est des sensations spéciales, nous pourrions nous dispenser d'en aborder l'examen, puisqu'elles ne sont pas en cause dans ce travail; aussi nous bornerons-nous à rappeler les travaux d'Young, d'Helmholtz, de Corti, desquels il résulte que les nerfs spéciaux sont composés de faisceaux et de fibres, doués d'énergies particulières, et auxquels notre théorie serait applicable.

Cependant nous convenons que l'argument est faible en soi, et nous préférons remettre à plus tard le développement des motifs qui nous portent à croire que les sensations spéciales se produisent dans des conditions identiques à celles indiquées pour les sensations générales (1)

Quant aux hallucinations, elles nous paraissent se concilier avec notre théorie beaucoup mieux qu'avec toute autre : En effet, remarquons que ce qui constitue le critérium de l'état hallucinatoire c'est l'absence d'excitant extérieur, et que cette exception a été l'origine des théories que nous avons combattues. Or, du moment qu'il est prouvé que les variations imprimées au rhythme normal et habituel de l'activité moléculaire des nerfs, sont les seules causes de sensations, on peut facilement comprendre que l'état des parties internes entourant les nerfs, puissent influencer le mode habituel de ceux-ci, et produire ainsi indirectement le résultat qui aurait été obtenu par la présence d'un objet extérieur.

Au surplus, la suite de cette étude nous fournira l'occasion de revenir sur plusieurs de ces points. Actuellement nous pouvons passer à des considérations moins abstraites sur la sensibilité générale, puisque nous avons suffisamment développé les prémisses de notre jugement sur elle.

CHAPITRE CINQUIÈME.

DE LA SENSIBILITÉ GÉNÉRALE.

Chez l'homme sain, la plupart des actes physiologiques s'effectuant pour ainsi dire silencieusement, ne parviennent pas à réveiller la conscience qui y reste indifférente. Malgré l'exactitude de cette assertion que l'observation de soi-même peut si aisément contrôler, toute une école philosophique persistant à considérer comme inéluctable la nécessité d'éprouver du plaisir ou de la douleur, désigne encore sous le

(1) On conçoit que nous ne puissions nous livrer ici à l'examen de ces questions, cela nous éloignerait des bornes assignées à ce travail ; nous nous réservons d'en faire l'objet d'un travail spécial, où seront approfondies toutes les considérations qui n'ont qu'accessoirement trouvé place dans ce mémoire.

nom de *Sensibilité générale*, et à titre de fonction, ce qui n'est en réalité qu'une aptitude de l'organisme. Il n'entre pas dans le cadre ni l'esprit d'un travail où dès les premiers mots on s'est attaché à proscrire les discussions métaphysiques, de renouveler la joute entre sir William Hamilton, protagoniste de la théorie qui vient d'être mentionnée, et J. Stuart son contradicteur, ni même d'accueillir la solution passablement hybride fournie récemment par M. Léon Dumont; on se serait même abstenu d'y faire allusion, si des physiologistes et des médecins très-autorisés, n'ayant pu s'affranchir des liens de l'École écossaise, n'avaient, en fait de sensibilité générale, affirmé des tendances éclectiques qui ont jeté sur leurs conceptions une obscurité et une indécision vraiment fâcheuses.

En effet, si nous consultons les auteurs qui dans leurs travaux ont été amenés à se prononcer sur ce point, nous trouvons les divergences les plus frappantes : On admet, dit M. Laboulbène (1), *une sensibilité commune, cénesthésie, répondant à cette propriété des tissus et des organes de communiquer au sensorium les impressions agréables ou désagréables, venues du dehors ou qui se passent dans la profondeur de l'organisme, et les sensibilités spéciales répondant aux propriétés des nerfs spéciaux de la vue, de l'ouïe, du goût, de l'odorat et du tact, qui les rendent seuls capables de transmettre au sensorium les impressions causées par les couleurs, les sons, les corps sapides ou odorants, enfin, les formes diverses: les rugosités, la température des objets environnants. La sensibilité des téguments ou de la peau se rapproche beaucoup des sensibilités spéciales par le sens du toucher porté à son maximum dans les papilles des mains; de plus, la peau offre la sensibilité au contact ne différant pas de la sensibilité commune, enfin elle offre encore les sensibilités à la douleur et à la température.*

---

(1) *Dictionnaire encyclopédique des sciences médicales*, tome 4 de la première partie, page 425.

Ainsi d'après la définition que propose M. Laboulbène, les impressions agréables ou désagréables, venues du dehors, sont du domaine de la sensibilité générale? Sans nous arrêter à l'emploi abusif fait du mot impression, qui est pris ici pour sensation, car les impressions dépendent des propriétés des agents en contact avec les fibres sensibles, et leur caractère agréable ou désagréable dépend uniquement de l'intervention des centres supérieurs, dont l'activité ne s'exerce que sur les perceptions, nous ferons remarquer que des sensations non indifférentes peuvent résulter de l'activité des sens spéciaux; ainsi la vue d'objets aimables ou repoussants, l'audition de sons harmoniques ou de bruits discordants, etc., etc., et ces sensations n'auront pas pris pour parvenir au sensorium d'autres voies que celles des nerfs spéciaux. D'un autre côté, les sensations thermiques seraient, d'après notre auteur, conduites par des nerfs spéciaux; mais il y aurait à ce compte des nerfs spéciaux jusque dans nos organes internes! Ces objections prouvent déjà que la base sur laquelle reposent les distinctions établies par M. Laboulbène, est défectueuse, mais ce fait s'affirme encore mieux par la suite de ses explications. *La peau*, y est-il dit, *offre la sensibilité au contact ne différant pas de la sensibilité commune*; or un contact peut être complétement indifférent et n'offrir aucune face agréable ou désagréable dans la conscience, ce qui devrait pour l'auteur faire rejeter une sensation de ce genre du cadre de la sensibilité générale. Puis la sensibilité à la douleur, qu'il semble localiser dans la peau, ne réside-t-elle que dans cet organe? Incontestablement non, partout où il y a des filets nerveux sensibles, il peut y avoir production de sensations douloureuses, et même rien n'autorise à rejeter l'idée qu'elles peuvent être conduites par les nerfs spéciaux et même se montrer dans les filets moteurs (?) (1).

(1) Voir l'article *Physiologie de la moelle*, de M. Vulpian dans le *Dictionnaire Encyclop. des sciences médicales*.

La définition présentée par M. Axenfeld (2) quoique de beaucoup préférable est cependant encore incomplète. *Tous les tissus*, dit cet auteur, *jouissent à des degrés divers d'une sensibilité plus ou moins latente (dite commune ou profonde, cénesthésie), que les altérations morbides mettent plus fortement en relief, mais qui même obscure comme elle l'est normalement, suffit à nous suggérer la sensation continue de la présence de nos organes. Les perceptions fournies par le sentiment profond peuvent éprouver dans les maladies deux modes d'altération opposée, elles peuvent s'aiguiser jusqu'à devenir douloureuses ou s'affaiblir jusqu'à l'obtusion anesthésique.*

La sensibilité commune ou générale de M. Laboulbène diffère donc de celle de M. Axenfeld en ce que, pour celui-ci, les perceptions normales fournies par ce genre de sensibilité sont obscures et indifférentes, et n'acquièrent le caractère douloureux que par des altérations morbides. On peut néanmoins objecter à cette manière de voir, que ce n'est pas seulement la présence de nos organes qui est révélée par la cénesthésie, il y a en plus *ce quelque chose*, comme dit Leibnitz, *qui répond dans l'âme à la circulation du sang et à tous les mouvements internes des viscères.*

Au surplus, en complétant par cette adjonction la doctrine soutenue par M. Axenfeld, on n'aboutirait encore qu'à confondre la sensibilité générale avec la sensibilité interne, et à reproduire ainsi l'opinion des physiologistes parmi lesquels il faut ranger Wundt, pour qui les sensations générales sont toutes les sensations que nous ne rapportons pas au monde extérieur, mais qui nous font percevoir l'état et les modifications de notre propre corps. Rappelons tout d'abord que même à l'égard des sensations que nous rapportons au monde extérieur, nous ne percevons jamais que l'état et les modifications de notre propre corps ; ce point a suffisamment été établi pour qu'il soit permis de n'y plus revenir ici ; mais en outre, quelque estime qu'inspirent les travaux

(2) *Dictionnaire encyclopédique*, tome 7, page 64.

de l'éminent professeur d'Heidelberg, il est visible que sa théorie ne repose nullement sur des assises coordonnées, puisque, après avoir défini les sensations générales comme nous venons de le rappeler et ajouté qu'elles résultent donc de la *masse* des sensations spéciales, il tient à compléter sa pensée par cette singulière déclaration : J'ai démontré, dit-il (1), que les sensations générales ne doivent pas, ainsi que l'a admis Weber, être envisagées simplement comme la *somme* des sensations spéciales, mais qu'elles dérivent de ces dernières par un phénomène psychologique.

Entre les expressions *somme* et *masse*, la différence est spécieuse, si tant est qu'il y en ait une ; mais comment concevoir des sensations dérivant d'autres sensations, d'une manière tellement indirecte que leur perception n'arrive qu'à la suite d'une association d'idées, car c'est bien ainsi qu'il faut comprendre le terme *phénomène psychologique*.

Et encore, admît-on cette intervention de la pensée dans les perceptions des sensations générales, où est le phénomène psychologique, où sont les idées qui entrent à titre d'éléments dans le sentiment de la faim et de la soif? Et si Wundt considère à juste titre ces sensations comme relevant de la sensibilité générale, comment expliquer qu'elles résultent de sensations spéciales? Nous ne pousserons pas plus loin l'examen des diverses théories, explications de la sensibilité générale, sans rappeler sur quoi, selon nous, elles peuvent logiquement s'étayer. Notons tout d'abord ce principe développé antérieurement : que toute sensation normale n'est que l'effet produit dans les centres perceptifs par le contact des fibres centripètes avec les agents du milieu qui les entoure et qu'en conséquence, ce sont des phénomènes qui ont ce milieu pour siége, qui sont en réalité, *à l'état normal*, les seules causes impressionnantes, les seules causes déterminantes de l'activité moléculaire des nerfs, et en défi-

(1) *Physiologie*, traduction française, page 448.

nitive les seules causes de nos sensations. Car, si par une abstraction de l'esprit, on supposait les milieux inertes ou immobiles, il n'y aurait jamais de sensation qui s'éveillerait dans la conscience. Mais nous savons pertinemment que le repos absolu n'existe pas dans la nature et qu'il n'est pas un atôme de matière qui ne soit incessamment mobile.

Les phénomènes naturels sont donc constants quel que soit le milieu où ils se produisent, et ceux qui se passent au dehors et au dedans de l'organisme constituent une source intarissable d'excitations pour le système nerveux, qui est par cela même en état d'activité permanente durant la vie. Comme il n'est pas admissible que le sensorium reste en dehors de cette loi générale, on peut avancer sans trop de témérité que, par une sorte de projection, les différents points de l'organisme sont représentés dans les centres perceptifs et les impressionnent constamment (Spring.)

Le lien nécessaire entre les phénomènes dont les milieux sont le siége et ceux developpés dans les centres perceptifs, est constitué par l'interposition d'organes auxquels est applicable naturellement cette loi d'activité constante. Toutefois, le rôle dévolu à ces derniers organes nerveux est purement passif dans les sensations, car leur principe réside dans les facultés des centres perceptifs, de telle sorte que la production de toute sensation atteste l'existence d'une faculté correspondante du sensorium, et n'est que le résultat de l'éveil de cette faculté.

Rien ne s'oppose à considérer ce fait comme irréfutable, sans qu'il faille toutefois adopter l'opinion de quelques physiologistes, que toute sensation possède un organe qui lui est exclusivement destiné.

S'il en était ainsi ce travail serait inutile, car il n'y aurait que des sensations spéciales, et les efforts faits pour parvenir à la distinction d'une sensibilité générale seraient complétement superflus. Sans aborder la réfutation de cette doctrine, ce qui ferait double emploi avec ce qui a déjà été dit, on entraînerait trop loin, nous dirons brièvement que les conclusions auxquelles on arrive par un tel raisonnement sont en partie forcées et résultent d'une confusion entre les faits normaux et les faits accidentels.

Laissons pour un moment les faits exceptionnels tout en observant qu'ils ne sont pas dus à des infractions aux lois naturelles, mais reposent plutôt sur des circonstances que nous ignorons ou que nous avons peut-être négligées. Nous en tiendrons compte plus tard ; pour le moment, bornons-nous à essayer de comprendre ce qui se produit habituellement. Dans l'état normal, une sensation n'est que le reflet dans la conscience d'une propriété déterminée d'un corps en contact avec les extrémités périphériques des fibres sensibles ; c'est une réaction adéquate à l'excitation. Si les variations dans la sensation correspondent aux variations excitatrices, et les ont comme antécédent nécessaire, on peut inférer que si les phénomènes, causes d'excitation, ont des propriétés tellement connexes que les unes ne sont possibles qu'à la condition des autres, il n'y aura qu'un même centre pour leur perception, quelles que soient les voies intermédiaires prises pour y parvenir.

Reste donc à rechercher si les phénomènes naturels ont en réalité des conditions constantes, inévitables et essentielles, ou en d'autres termes des *propriétés générales*, et cela prouvé, nous serons en droit d'affirmer *à priori* l'existence, pour elles, d'un centre unique de perception, c'est-à-dire d'un organe central destiné à l'élaboration des sensations qui en découlent.

Les premiers chapitres de cette étude ont suffisamment déterminé quels sont les attributs généraux, constants, essentiels de la matière : mobilité d'abord, puis dégagement thermo-électrique, comme conséquence nécessaire du mouvement. Nous pouvons donc considérer comme relevant de la sensibité générale, les états de conscience résultant de l'impression faite sur les extrémités périphériques des nerfs centripètes, par les propriétés essentielles de la matière d'être en mouvement (ce qui lui permet, quand elle est extérieure, d'arriver en contact avec l'organe nerveux) et d'avoir un certain degré de tension électro-thermique.

Mais les éléments nerveux eux-mêmes sont le siége d'un mouvement thermo-électrique, et c'est par suite des modifications dont ce phénomène est susceptible que l'activité des centres perceptifs entre en jeu pour déterminer la sensation. Dès lors, il est facile de saisir le mécanisme de cette dernière : aussi longtemps que la matière en contact avec les éléments initiaux des fibres sensibles est animée du même degré de mobilité et est à la même tension thermo-électrique que le tissu nerveux, il n'y aura pas de sensation. Mais si avant le contact, ces équivalences n'existent pas dès que le contact aura lieu, les deux corps en présence (la matière extérieure et le tissu nerveux) tendront nécessairement à se mettre en équilibre de mouvement, de température et de tension électrique, ce qui déterminera, par conséquent, une modification dans l'état antérieur du tissu nerveux; cette modification se propageant jusqu'au centre, celui-ci se trouvera en présence d'un nouvel état qu'il appréciera par contraste avec l'état précédent, et dès lors il y aura sensation. En somme, une sensation générale n'est que l'effet produit au sensorium par une interférence dans le mouvement thermo-électrique dont les nerfs sont le siége.

Mais objectera-t-on peut-être, l'activité intrinsèque des nerfs spéciaux doit consister aussi dans un état permanent de mouvement thermo-électrique et on ne saisit pas bien la différence qui pourra se trouver entre des nerfs de sensibilité générale et ceux de sensibilité spéciale, entre des sensations générales et des sensations spéciales? D'un autre côté, s'il en était ainsi, les nerfs spéciaux porteraient aussi au sensorium des sensations générales. La réponse est facile : les phénomènes de lumière et de son, pour citer un exemple, reposent incontestablement sur des mouvements matériels accompagnés de chaleur et d'électricité; mais il n'en est pas moins incontestable qu'à ces éléments doivent s'en ajouter d'autres, non par simple juxtaposition, mais par une fusion tellement intime qu'il en résulte un tout complexe; peut-être n'est-ce qu'un groupement particulier des éléments primordiaux, ou simplement une différence dans la vitesse des vibrations moléculaires? Toujours est-il que ces circonstances sont exceptionnelles, et que ces propriétés ne sont applicables qu'à un nombre restreint de molécules matérielles, qu'elles leur sont *spéciales* en un mot, et sont au moins des degrés supérieurs de mobilité thermo-électrique. Dès lors, les centres nerveux aptes à percevoir seulement des phénomènes simples ne pourront apprécier ces phénomènes complexes, et il est rationnel d'admettre des nerfs spéciaux et des centres spéciaux doués de facultés spéciales correspondantes. D'un autre côté, comme il est démontré que les centres ne perçoivent en réalité que l'état des nerfs qui y aboutissent, il est évident que ceux qui aboutissent aux centres spéciaux devront être le siége d'une activité complexe et supérieure à l'activité de ceux qui ne font que subir des modifications de mouvement thermo-électrique *simples*. Par conséquent, les centres pas plus que les nerfs qui y aboutissent, ne peuvent se suppléer. C'est ce que l'expérience confirme complétement, car l'on sait qu'une excitation quelconque des nerfs optiques ou auditifs déterminera toujours une sensation lumineuse ou auditive. Par contre, les nerfs généraux ne sont pas insensibles aux phénomènes excitateurs naturels des sens spéciaux dont ils s'assimilent les propriétés élémentaires.

Pour nous résumer nous dirons donc que la *sensibilité générale* comprend les sensations fondées sur la mobilité, la température et la tension électrique de la matière en contact avec les extrémités des fibres nerveuses centripètes. L'appellation de *générale* se justifie complétement, puisque dans ces conditions une sensation n'est que la perception du mode commun à tous les phénomènes naturels, et qu'il n'est pas, par conséquent, une seule partie du système nerveux qui ne puisse le produire; et que les modes exceptionnels dans la manifestation de la matière, le contiennent même, à titre d'élément.

Actuellement une question surgit, appelant une solution immédiate pour la compréhension de ce qui va suivre. Que peuvent être des sensations fondées sur la mobilité de la matière, ou plutôt de quelle nature sont les perceptions et les notions simples qui peuvent en résulter? Grâce aux abstractions des sciences physiques, on est arrivé à ne plus reconnaître à la matière qu'une seule propriété : *l'étendue*, à laquelle quelques physiciens veulent bien ajouter l'impénétrabilité, mais on n'arrive à ces conceptions qu'à l'aide de longues séries d'idées associées, n'aboutissant qu'à une notion abstraite sur les attributs primordiaux de la matière. Quoi qu'il en soit, si l'esprit ne la peut concevoir qu'ainsi douée, il faut reconnaître par contre qu'elle pourrait exister éternellement sans jamais manifester son existence à nos sens, si elle était ainsi séparée des forces auxquelles elle sert de substratum. Parmi ces forces, ou plutôt comme génératrice de toutes les autres, se présente la mobilité, déjà suffisante à elle seule pour affirmer l'existence de la matière ; en effet, le mouvement relatif dont les objets matériels sont animés suffit à la discrimination de ces objets entre eux ; mais la connaissance ainsi obtenue ne va pas au-delà de la notion *d'existence,* et c'est, en effet, la première notion qui résulte de la mobilité d'un corps arrivant en contact avec notre organisme.

Mais dans l'état de mouvement des corps il y a des degrés, et selon que le mouvement se communique plus facilement d'un corps à un autre, naissent les notions de *résistance* et *de pesanteur*. Voilà donc deux notions bien distinctes basées sur la mobilité de la matière, et qui sont connexes avec celle de son existence. Mais par la mobilité qui anime toujours la matière, se produisent naturellement des chocs, des conflits permanents, et l'on admet qu'alors naissent les deux autres attributs dont nous avons parlé, la chaleur et l'électricité, quoiqu'à vrai dire, on ne sache rien de précis à cet égard, puisque ces trois forces par lesquelles la matière se manifeste, forment une trinité inséparable, dans laquelle l'une d'elles peut prédominer momentanément mais sans jamais annihiler les autres, et qu'il serait en conséquence plus logique de dire qu'elles s'engendrent l'une l'autre.

Nous pouvons inférer de ce qui précède que la sensibilité générale nous renseignera sur l'existence de la matière, son degré de stabilité et de résistance, sa pesanteur, sa température et ses propriétés électriques.

Si ces conclusions paraissent ne pas souffrir d'objections en ce qui regarde les agents extérieurs de l'organisme, sont-elles aussi facilement admissibles pour la matière constituant l'organisme lui-même? Pourquoi non? En fait de sensibilité, on peut bien faire abstraction de tout ce qui n'est pas nerfs et centres nerveux, puisque la conscience ne perçoit en définitive que les modifications dont le tissu nerveux est le siége; aussi, peu importe pour l'énergie des centres perceptifs, que les agents qui l'impressionnent soient au dehors ou au dedans de l'organisme, pourvu que ces agents arrivent en contact plus ou moins direct avec les extrémités périphériques des nerfs sensitifs. La sensibilité générale nous avertira donc aussi de l'existence, du plus ou moins de stabilité, de résistance, de tension thermo-électrique dont jouiront les molécules matérielles composant notre corps.

Cependant cette assertion de l'indifférence du sensorium à l'égard de la provenance des impressions ne peut être acceptée sans une restriction formelle. Elle existe en fait, mais cependant l'homme a jusqu'à un certain point le sentiment de son individualité, de son identité, ce qui s'explique par deux raisons : la première nous est révélée par l'étude des rapports de position des filets nerveux sensitifs qui nous fixe sur l'incontestable supériorité numérique de ces fibres dans toute l'étendue de la surface tégumentaire, comparées à celles qui prennent naissance dans les parties internes et dont l'ensemble forme comme une véritable barrière entre le monde extérieur et nous. En second lieu, si nous considérons que pendant la vie les phénomènes physico-chimiques développés dans les tissus organiques s'effectuent, au moins à l'état normal, avec une régularité tellement constante *qu'elle est presque exclusive de ces changements*, de ces variations que nous avons reconnues indispensables *à toute sensation*, et que, par contre, dans le milieu cosmique, ces modifications sont pour ainsi dire incessantes, nous comprendrons facilement qu'il y aura un défaut d'équilibre réel entre les sensations internes et les sensations externes, qui permettra à l'homme d'asseoir un jugement différentiel de ce qui est *en lui* et de ce qui est *hors de lui*.

Mais cette notion, quand elle ne s'acquiert que par les données de la sensibilité générale, est essentiellement vague; elle ne s'éclaire que grâce à l'apport d'éléments fournis par les sens spéciaux, la vue principalement. Toutefois, notons-le bien, l'exercice de la sensibilité générale est suffisant pour nous la suggérer. En effet, le mouvement de totalité de notre être suffit à le distinguer de ce qui ne subit pas le même mouvement; de même les mouvements partiels et relatifs déterminent la notion d'existence des parties qui en sont le siége. Ce raisonnement est naturellement applicable aux sensations thermiques et électriques.

On pourrait donc conclure que l'homme par ses sensations générales, aurait déjà conscience et de l'existence des objets extérieurs et de sa propre existence; mais qu'en outre, ces sentiments marcheraient de pair avec la certitude que ce qui est lui ou hors de lui, se révèle par des propriétés communes groupées sous trois chefs distincts quoique constamment unis : la mobilité, la chaleur, l'électricité.

S'il existait dans les exceptions tératologiques un être privé de sens spéciaux, il pourrait néanmoins vivre et sentir. Bien qu'un tel monstre n'ait peut-être jamais vu le jour, et n'ait d'analogue que dans la vie fœtale, où les sens spéciaux ne sont pas encore éveillés, cet exemple ne sera peut-être pas inutile à la notion de la sensibilité générale, car pendant la vie il y a fusion si inextricable entre les sensations générales, les sensations spéciales et les perceptions idéales qui les ont pour bases, qu'il sera toujours difficile de tracer entre elles des délimitations précises.

Maintenant que nous avons esquissé à grands traits la nature des perceptions simples, basées sur la sensibilité générale, nous pouvons aborder la question de savoir si dans les limites de cette faculté du système nerveux, il ne se trouve pas encore d'autres éléments de perceptions ; ou mieux, si du groupement des sensations simples ne résultent pas des sensations d'un ordre complexe, quoique strictement fondées sur les propriétés générales de la matière qui nous ont occupé jusqu'ici.

Pour la compréhension du nouveau point de vue où nous nous plaçons, il est nécessaire de rappeler que les éléments matériels de notre corps ne peuvent être considérés isolément qu'en histologie. Du moment où l'on sort des limites de cette partie de la science, il faut envisager la matière vivante non plus en elle-même, mais dans les manifestations résultant de son groupement en organes et en appareils, c'est-à-dire entrer dans le domaine de la physiologie. Or, si la physiologie expérimentale nous conduit à reconnaître un lien direct entre les différents points du corps et les parties centrales du système nerveux, où se font les perceptions et où naissent les idées, il résulte par contre de ses recherches que les impressions produites aux extrémités des fibres sensibles ne s'élèvent pas toujours jusqu'à ces régions extrêmes, que bon nombre d'entre elles trouvent avant d'y arriver des centres secondaires, dont l'énergie spécifique réussit à leur imprimer une direction collatérale. Ces centres sont les ganglions périphériques et la moelle, le bulbe, la protubérance, etc., etc.

Leur action est qualifiée par la plupart des physiologistes : *pouvoir réflexe*. Mais ce terme est loin d'éveiller une idée exacte, s'il doit être pris dans son acception étymologique, car le mouvement nerveux n'est pas *réfléchi,* il change simplement de direction dans beaucoup de réactions réflexes, sans prendre une voie rigoureusement déterminée. Mais est-ce dans les ganglions et la moelle seulement que ces faits se produisent? N'y a-t-il pas dans les autres centres nerveux des conditions analogues? Tout semble le prouver, et il n'y aurait dès lors dans le terme *pouvoir réflexe,* que l'énoncé d'un fait bien simple; *la déviation* du mouvement *nerveux,* et ce phénomène se produira aussi bien dans l'encéphale que dans toute autre partie du système nerveux. — Si on infère de cette déclaration que nous voulons doter la moelle et les autres petits centres gris de facultés qui étaient le monopole exclusif du cerveau, nous avouerons qu'une telle conviction ne nous répugne nullement. Rien en effet ne doit engager à admettre ces localisations dont les progrès de la science révèlent l'inanité. La fonction est évidemment liée à la structure et non aux apparences morphologiques, elle peut être hiérarchiquement établie, mais en vue d'une fin déterminée à laquelle concourent tous les rouages élémentaires.

Cet aveu aurait été pénible il y a peu de temps, alors qu'il n'était que la reproduction d'une doctrine entachée d'hérésie aux yeux de la plupart, sinon de tous les physiologistes français (1), mais actuellement elle s'abrite sous une autorité capable de la faire respecter : en effet, on lit dans le tome VIII de la 2ᵉ partie du *Dictionnaire encyclopédique des sciences médicales* ces mots : « Il faut bien que sous » l'influence de l'irritation de tel ou tel point de la peau » du tronc postérieur, il se fasse dans la partie de la moelle

(1) Le docteur Lewes en Angleterre a depuis longtemps développé la thèse que la sensibilité ou la perceptivité est une fonction commune à tous les centres nerveux. — M. Durand (de Gros), en France, est arrivé à la même conclusion.

» située en arrière du lieu de la section, une sorte d'impres-
» sion centrale, variant suivant l'endroit irrité, suivant
» l'intensité et la durée de l'irritation, puisque les mouve-
» ments des membres postérieurs eux-mêmes varient sui-
» vant ces diverses positions. *Que l'on décore ou non l'aptitude*
» *de la substance grise à éprouver cette sorte d'impression*
» *spéciale du nom de pouvoir psychique, cette aptitude existe*
» *indubitablement.* »

Ainsi, M. Vulpian, car c'est lui qui professe cette opinion, ne va pas jusqu'à accorder à la moelle un pouvoir psychique, bien qu'il ne proteste pas formellement contre une telle appellation, mais pour lui comme pour Van Deen, qu'il cite, comme pour Schiff, en Allemagne et Lewes, en Angleterre, il y a des *sensations médullaires;* seulement, il se hâte d'ajouter que cela va de soi, qu'elles sont *inconscientes.*

Sans vouloir nous arroger le droit de critiquer l'opinion du célèbre physiologiste dont il est ici question, nous ne pouvons nous empêcher cependant de reconnaître avec lui-même, que le terme qu'il emploie implique contradiction.

Toutefois, puisqu'il y a des sensations médullaires, pourquoi n'y aurait-il pas des sensations ganglionnaires? On arriverait ainsi à regarder la sensibilité comme une propriété du tissu ganglionnaire, du tissu gris, partout où il se rencontrerait, et à considérer les sensations perçues par l'encéphale comme la résultante des sensations disséminées dans tout le réseau nerveux, et à admettre que, néanmoins, il s'en produit de moins complexes à mesure qu'on rétrograde vers la périphérie.

Cela étant admis, nous nous trouvons en présence de deux nouvelles catégories de sensations générales :

1° *Les sensations physiologiques,* occasionnées par la mobilité, la température et la tension électrique de la matière organique, non plus considérée dans ses éléments histologiques, mais envisagée dans ses agrégats sous forme d'organes et d'appareils, et donnant naissance aux perceptions et aux notions de contact, d'existence, de résistance, etc., etc. Si les organes étaient soudés les uns aux autres, ces sensations ne pourraient se produire, mais leur indépendance plus ou moins prononcée, leur mobilité qui peut être différente, les crée nécessairement. Mais il est bien entendu que les notions qui en découlent sont d'autant plus vagues qu'elles s'établissent sans l'intervention d'aucun sens spécial.

2° *Les sensations médullaires* seront celles qui s'organisent dans les différents segments de l'axe médullaire, par suite de la coordination des impressions venues par les fibres nerveuses qui y aboutissent, et qui perdent par cette fusion les caractères tranchés, reconnus jusqu'ici aux autres sensations générales. Elles doivent être rangées cependant parmi celles-ci, puisqu'elles les ont comme antécédents nécessaires et ne relèvent que des propriétés générales de la matière. Ce qu'elles gagnent en complexité elles le perdent en netteté, au point qu'il n'est point de terme pour les définir, et qu'il a fallu leur appliquer une dénomination qui les différencie des sensations générales simples. Ces termes varient et aucun d'eux n'a de signification précise : sentiments, besoins, appétits, désirs, tels sont les mots successivement employés pour les désigner.

Après avoir accepté que la moelle joue un rôle important dans la sensibilité, non-seulement en transmettant aux régions élevées du système les impressions produites sur les extrémités périphériques des nerfs qui y aboutissent, mais encore en les coordonnant dans sa substance grise en une résultante, il y a lieu de se demander si ces sensations dérivées ne peuvent se fusionner entre elles. Cela paraît incontestable; il doit y avoir un point de l'axe encéphalo-médullaire où elles se centralisent avant d'entrer comme éléments dans l'activité cérébrale proprement dite, avant de s'associer aux données fournies par les sens spéciaux.

Est-il permis dans l'état actuel de la science, de préciser le lieu où les sensations médullaires se réunissent, se coordonnent pour former une résultante unique? S'il faut en croire certains physiologistes, Luys particulièrement, ce serait le point central des couches optiques, ou centre médian, qui constituerait le confluent des sensations générales, tandis que MM. Longet et Vulpian regardent la protubérance comme le centre de perception définitive de la sensibilité générale. Pour M. Bourneville, c'est le pied de la couronne rayonnante et la partie adjacente du centre ovale. Quant à nous, nous inclinons à croire que la question ne pourra peut-être jamais être tranchée d'une manière aussi radicale, et que la détermination d'une localisation aussi rigoureuse n'est même point possible.

Aussi partageons-nous l'indécision de MM. Charcot et Magnan à cet égard : « Personne, dit le premier de ces auteurs, n'est en droit de dire si c'est dans la région indiquée, la couche optique, qui doit être incriminée plutôt que la capsule, le centre ovale ou le troisième noyau du corps strié (1). »

Toutefois, il est présumable que les sensations coordonnées dans les divers segments médullaires, si elles peuvent parvenir isolément à la sphère psychique, doivent en outre se fusionner dans un sentiment complexe et vague auquel revient bien le nom *cénesthésie*.

Ce mot exprimera donc pour nous l'ensemble, le chaos non débrouillé des sensations venues de tous les points du corps, ou mieux la perception confuse de l'état général des nerfs. — Cependant, ainsi comprise, la cénesthésie devrait peut-être renfermer les perceptions de l'état d'activité moyenne des nerfs spéciaux et généraux, tout à la fois, ce qui l'identifierait avec ce que Henle appelait, le *tonus* des nerfs sensibles. Qu'il existe un degré d'activité permanent pour les nerfs spéciaux, et cela même dans les moments où aucune impression extérieure *ne semble* les solliciter, c'est

(1) *Leçons sur les maladies du système nerveux.*

ce que nous admettrons d'autant plus facilement que notre manière d'envisager la sensibilité générale repose entièrement sur une telle conception ; nous ne rejetterons pas non plus l'hypothèse d'un centre où les sensations générales et spéciales, virtuelles ou latentes viennent converger et s'associer ; mais, précisément parce que nous ne faisons aucune diffficulté à admettre cette *union*, est-il logique d'inférer qu'antérieurement il y avait *séparation*, ce qui nous amènerait à distinguer une cénesthésie pour les nerfs ordinaires et une cénesthésie pour les nerfs spéciaux. Ce serait, à la vérité, une simple vue de l'esprit qui nous pousserait dans cette voie ; mais en est-il autrement pour les données les plus certaines de la science, ne s'efforce-t-elle pas de nous tracer des limites conventionnelles, tandis que la réalité ne souffre aucun hiatus ? Tout s'enchaîne dans la nature et c'est peut-être pour cette raison que le déterminisme moderne est destiné à ne jamais voir la réalisation de ses rêves. Mais faut-il parce qu'on ne pourra jamais parvenir à ce but, rejeter l'aide que prête l'analyse et ses délimitations arbitraires à la compréhension de la synthèse? Certes non, aussi serons-nous fondé à scinder la cénesthésie en spéciale et générale, si nous pouvons trouver entre les deux une différence quelque peu marquée.

Les limites de ce travail ne nous permettent pas d'approfondir cette question et nous devons nous borner à en donner la solution en peu de mots.

Les sensations fournies par les sens spéciaux sont productrices d'idées, c'est sur elles que s'assied l'intelligence ; tandis que les données de la sensibilité générale restent en dehors de l'activité psychique proprement dite, et constituent plutôt des stimulants d'actes, au moins à l'état normal, car nous avons vu combien étaient vagues et confuses les notions qu'elles fournissent. En conséquence l'activité *moyenne, tonique* des nerfs et centres spéciaux se lie, *si elle ne se confond avec celle des lobes cérébraux*, et la cénesthésie spéciale déterminerait en quelque sorte la manière de penser, tandis que la cénesthésie générale déterminerait le caractère moral et actuel de l'individu. (L'auteur se serait volontiers laissé aller aux développements de ses idées, qu'il croit nouvelles, mais les limites imposées à ce travail les lui interdisent; toutefois il se réserve d'exposer ailleurs la doctrine complète.)

Parvenu au point où nous en sommes, après avoir reconnu l'existence théorique de deux cénesthésies, faut-il pousser plus loin la synthèse et admettre, comme l'a fait Weber, un sens des sens ou perception de l'état de sensation, abstraction faite des causes extérieures qui peuvent l'avoir déterminée ?

Pour qui nous a suivi jusqu'ici, la réponse est facile : les divisions que nous avons admises pour la sensibilité, s'appuient sur des distinctions analogues, reconnues en anatomie, par ce qu'il nous a paru impossible d'admettre une fonction sans organe, une force sans substratum. Or l'opinion émise par Weber est une conception philosophique radicalement opposée à cette manière de voir. En effet, faire abstraction des causes d'activité du système nerveux, conduit déjà à ne voir que des phénomènes immatériels, dont *le sens des sens* serait la résultante définitive ; quelque chose qui ressemblerait au point géométrique des physiciens!

Les deux cénesthésies dont nous venons de parler ne doivent, à la vérité, être séparées que théoriquement, car les idées peuvent se mêler intimement aux sensations générales (1) comme aux sensations spéciales, et l'on peut dire que l'homme pense comme il sent. Cependant à l'état normal, les sensations générales laissent indemne l'activité intellectuelle, en ce sens qu'elles ne déterminent pas d'idées nettes et coordonnées; leur influence est vague et n'acquiert de poids que lorsqu'elles sont troublées. Comme on l'a dit

(1) Ce qui s'observe particulièrement dans leurs anomalies.

plus haut, la cénesthésie générale, ou résultante des sensations générales, détermine le caractère moral de l'individu, et l'ensemble des sensations spéciales, les seules qui produisent *toujours* des idées et en sont inséparables, détermine le mode intellectuel. Mais pendant la vie il y a un mutuel retentissement de l'une sur l'autre, de sorte qu'on peut affirmer que la cénesthésie spéciale ou idéale, que l'intelligence en un mot, est tributaire de la cénesthésie générale ou physiologique, à laquelle nous conserverons seule le nom de cénesthésie, pour éviter toute confusion.

Dans son acception la plus large la cénesthésie correspondra donc à ce que les psychologues désignent sous l'appellation de *sens intime*, en y comprenant seulement l'ensemble des conditions physiologiques dans lesquelles ce dernier prend sa source.

A ce point de vue, on s'éloigne des idées émises par les écoles spiritualistes qui font du sens intime une faculté de l'âme s'élevant au-dessus de l'individualité, du sexe, des états de santé, etc., etc. ; mais on s'en rapproche en regardant la cénesthésie comme indépendante des états périodiques de la vie, tels que le sommeil, la veille, les âges, etc.

Pour mieux préciser encore, nous dirons que si le sens intime ne peut se comprendre qu'en y introduisant un élément intellectuel, on pourrait considérer la cénesthésie comme le sentiment intime précédant toute pensée, se trouvant à l'origine de toute connaissance, mais ne se fusionnant qu'exceptionnellement avec une pensée ou une connaissance *déterminée*, au moins à l'état de santé, car nous aurons occasion de voir que des associations d'idées dérivent des modifications apportées à la cénesthésie, par les affections pathologiques.

En affirmant que les sensations cénesthésiques sont vagues et ordinairement improductrices d'idées, nous n'entendons nullement les qualifier *d'inconscientes*. Il y a dans ces deux mots, *sensations, inconscientes*, un heurt de vocables qui enlève toute précision à la pensée, et ce qui nous semble avoir prêté à cette singulière confusion, c'est qu'on ne s'est pas rendu compte du rôle des sensations par rapport à l'évolution physiologique de la pensée. Une sensation peut être perçue avant d'avoir atteint le cerveau proprement dit, sans entrer par conséquent comme élément d'une connaissance, sans influencer le cours des idées, et il faut d'autant moins confondre la perception avec l'idéation, qu'il a été reconnu que la moelle pouvait percevoir (1).

Une sensation n'est en somme qu'un point plus coloré ou plus pâle, se détachant par contraste sur un fond général; pour qu'il y ait sensation, il faut que l'activité moyenne du système ne soit pas atteinte ou soit dépassée par le corps impressionnant. Cet état d'activité moyenne est seul incon-

---

(1) M. le docteur Ritti dans un opuscule portant le millésime 1874, tombe encore dans la même erreur : La couche optique, dit-il, est en un mot, l'organe des perceptions brutes ; les impressions peuvent s'y accumuler, mais ne deviennent conscientes que lorsqu'elles vont s'épanouir dans la couche corticale du cerveau. (Ritti, *Théorie physiologique de l'hallucination*, page 47.) Dans une telle théorie, que signifie donc la perception? Rien, ou bien elle s'identifie avec l'idéation; mais alors pour ne citer qu'un exemple dont la vulgarité est rachetée par la précision, la sensation de *faim* ne deviendrait consciente que pour autant que l'esprit ait formulé ce qu'est la faim, ou ait raccordé ce sentiment de besoin avec l'idée des objets qui peuvent le satisfaire? M. Ritti confond ici la *perception physiologique* avec la *perception psychologique*.

La différence entre les deux est sensible, bien que leur relation soit constante. Quoique chaque perception vraie accompagnée des sensations actuelles qui en résultent, contienne certaines sensations, dit Herbert Spencer, dans ses admirables principes de psychologie (page 613, tome 1) il n'y a pas là tout d'abord ce que nous entendons par le mot *idée* dans le langage ordinaire. — Elles n'ont pas encore cette propriété de se laisser facilement détacher et isoler qui caractérise les idées dans leur plein développement.

scient, en ce sens que le moi ne jugeant que par comparaison, manque dans le cours normal et régulier de la vie, des points nécessaires à une comparaison. Aussi ne se sentirait-il pas vivre, s'il ne se produisait de petites et minimes différences dont il a vaguement conscience ; mais qu'une ou l'autre de ces différences vienne à s'accuser, que l'écart soit plus marqué, la sensation naîtra, et, selon que l'écart sera plus ou moins grand, la sensation sera plus ou moins forte, c'est-à-dire que le moi en sera plus ou moins affecté, en aura plus ou moins conscience. Il y a donc des degrés dans la conscience, et de ce qu'une sensation est plus nettement ou plus confusément perçue, il ne s'ensuit pas qu'elle ne soit pas perçue du tout, qu'elle soit inconsciente en un mot (1). Mais elle pourra s'élever pour être perçue plus ou moins haut dans la série et rester ainsi relativement étrangère au cours des idées ; à tel point qu'une sensation qui n'aurait jamais franchi les limites inférieures de la moelle, et qui en s'accentuant parviendrait jusqu'à l'encéphale, suractiverait l'énergie de ce centre, mais ne se trouvant raccordée avec aucune idée préexistante, jette-

(1) Que l'on nous permettre d'appeler à notre aide, pour la clarté de la pensée que nous développons ici, ces paroles d'un célèbre aliéniste. *La sensation*, dit M. le docteur Parchappe, *est toujours quelque chose d'actuel. Fatalement produite sous une influence extérieure à l'âme, la sensation n'a de durée que celle des conditions qui lui ont donné naissance. Après que ces conditions ont cessé d'exister, la sensation disparait nécessairement, et elle ne peut se reproduire que par la reproduction de ces mêmes conditions. Le produit de l'activité intellectuelle est au contraire quelque chose de potentiel qui survit à la sensation et aux conditions de la sensation et qui peut se reproduire dans la conscience sans que la sensation et ses conditions reviennent.* Or qu'arrive-t-il pour les sensations générales et pour les sensations spéciales que l'on qualifie d'inconscientes ? Précisément ce fait que l'activité intellectuelle est inapte à les reproduire, que n'étant liée à aucune idée, ou n'entrant dans aucune association d'idées,

rait nécessairement le trouble dans l'harmonie primitive. De même, une sensation accidentelle, qui se produirait dans un point de l'organisme où les évolutions trophiques ont un caractère de régularité et de faiblesse tel, que les petites variations dans l'activité des nerfs ne se propagent pas d'ordinaire au-delà des centres perceptifs inférieurs, déterminera un état de conscience inhabituel, qui sera peut-être interprété faussement par l'intelligence, c'est-à-dire, associé illogiquement à des idées résultant d'anciennes sensations normales.

Nous aurons occasion de vérifier l'exactitude de ces vues théoriques, mais avant de clore ces considérations préliminaires, il n'est pas sans utilité de les résumer brièvement :

La *sensibilité* est cette aptitude du tissu nerveux de modifier son activité intrinsèque sous l'influence des phénomènes du milieu ambiant l'extrémité périphérique de ses fibres, d'irradier ces modifications jusqu'aux divers centres perceptifs échelonnés dans le système.

Les phénomènes, c'est-à-dire les propriétés et actes par lesquels la matière s'affirme, sont ou *généraux*, *essentiels* et *élémentaires* (mouvement, chaleur, électricité) ou *spéciaux*, *accidentels* et *complexes* (lumière, son, etc.).

A ces deux ordres de phénomènes correspondent, dans l'organisme animal, deux modalités distinctes du tissu nerveux, consistant dans un groupement particulier des molécules, et dans l'énergie respective qui en résulte. De sorte que, l'une, propre à la généralité des nerfs, est susceptible de s'identifier avec les manifestations essentielles

---

elles ne peuvent être reproduites, tandis que les sensations connexes d'idées se réveillent par le retour de ces idées : le mouvement moléculaire développé dans la matière cérébrale se propageant par continuité dans les fibres conductrices de ces sensations ou influençant directement le centre de leurs perceptions.

de la matière, tandis que l'autre, restreinte à certains nerfs déterminés, spécialise en ceux-ci les propriétés accidentelles et s'y harmonise. D'où la division de la sensibilité en *générale* et *spéciale*.

D'autres particularités les distinguent encore, si l'on considère qu'aux nerfs de sensibilité spéciale correspondent respectivement des appareils périphériques et des centres perceptifs *uniques*, tandis que les organes périphériques de sensibilité générale se réduisent à de simples cellules nerveuses, et que les impressions qui y sont reçues, rencontrent en se propageant dans le système, des centres intermédiaires de perception.

C'est pourquoi, les distinctions établies, en fait de sensibilité spéciale, reposent exclusivement sur les qualités des agents impressionnants, tandis que les sensations générales se groupent sous des aspects plus variés, ainsi :

a. On peut donner la qualification de *simples* à celles qui font percevoir isolément, sous forme de sensations de mobilité, de chaleur et d'électricité, les modifications survenues dans l'énergie statique des nerfs, et les distinguer en *externes* et *internes* d'après le lieu où l'impression s'est produite.

b. On désignera sous l'appellation de *sensations médullaires*, les sentiments qui résultant de la fusion des sensations simples, parties des divers appareils physiologiques, trouvent un centre perceptif dans la moelle.

c. Enfin, la *cénesthésie* comprendra les sensations perçues dans l'encéphale, mais en deçà des hémisphères, qui résument en un tout complexe et vague les sentiments soulevés par les diverses sensations médullaires. La classification précédemment établie servira de base à la description des troubles de la sensibilité générale ; nous parcourrons ainsi toute la série d'altérations qui s'observent dans les impressions reçues de tous les points de l'organisme, aussi bien celles qui se sont arrêtées dans les régions inférieures du système, ou ont remonté jusqu'aux ganglions voisins des lobes cérébraux sans éveiller l'activité spéciale de ces derniers organes, que celles qui ont eu une influence sur le cours des idées.

DEUXIÈME PARTIE.

Des troubles de la sensibilité générale.

CHAPITRE PREMIER.

CONSIDÉRATIONS GÉNÉRALES.

Notre intention n'est pas de décrire in extenso les altérations de la sensibilité générale; nous conformant et nous restreignant aux limites qui nous ont été prescrites, nous nous étendrons seulement sur les troubles de ce genre qui s'observent dans le cours des affections mélancoliques; seulement, avant d'énumérer ceux qui siégent dans les différents appareils sensitifs, il est naturel de commencer par les symptômes qui leur sont communs.

Toutes les altérations de la sensibilité, dit Marcé, peuvent se ranger sous trois chefs distincts : ou la sensibilité est exaltée, ou elle est pervertie, ou elle est abolie. Ces distinctions, toutes rationnelles qu'elles paraissent, ne sont pas rigoureusement applicables à la sensibilité générale. En effet, si l'on comprend parfaitement qu'elle puisse être exaltée, il ne peut en aucune façon être question de son abolition. Cette idée entraîne avec elle celle de l'abolition de l'activité intrinsèque de tous les nerfs de l'organisme, et par suite la cessation de tous les mouvements vitaux. La sensibilité générale ne peut même être partiellement abolie sans entraîner la mort de la partie de l'organisme où ce fait se produirait. On ne peut concevoir le néant de la sensibilité générale, sans l'anéantissement de l'organisme, tandis que dans le domaine de la sensibilité spéciale, il peut se rencontrer des altérations moléculaires qui anéantissent radicalement la fonction spéciale, tout en laissant intacte l'évolution trophique au moyen de la sensibilité générale. Cependant rien ne s'oppose à admettre que le ton de la sensibilité générale soit élevé ou abaissé; on conçoit une susceptibilité plus grande ou plus faible chez différents individus, ou restreinte à certaines parties chez le même individu; c'est dans ce sens que nous parlerons d'une hyperesthésie et d'une anesthésie de la sensibilité générale.

Quant aux perversions de cette propriété du système nerveux, elles ne se présentent pas avec les mêmes caractères que dans la sensibilité spéciale : en effet une illusion, ou une hallucination de la vue et de l'ouïe s'explique et se redresse par l'interprétation des autres sens spéciaux venant réformer le jugement erroné; mais les sensations générales ne sont pas toujours associées à des idées, et lorsqu'elles se localisent dans les parties internes de l'organisme, les sens spéciaux ne sont d'aucun secours. Enfin un symptôme morbide si fréquent qu'il a souvent été regardé comme un fait physiologique, *la douleur*, n'a pas eu jusqu'ici accès dans la nosologie de la sensibilité spéciale et devra nous arrêter tout particulièrement.

CHAPITRE II

DE LA DOULEUR.

La physiologie de la douleur est loin d'être achevée, et la psychologie n'a pu jusqu'ici en donner une définition qui ne fût pas une pétition de principe. Cette ignorance de la nature de la douleur est-elle rachetée par une connaissance précise des conditions qui la font naître habituellement? Un coup d'œil rapide sur les idées qui ont cours dans la science nous fixera à cet égard :

Le but moral que l'homme et, avec lui, tous les êtres vivants poursuivent dans la vie, est encore et sera peut-être toujours un sujet de discussions passionnées; mais si, descendant des hauteurs de la métaphysique, on se borne à envisager l'organisme dans ce qu'il a de matériel, on est amené à le considérer comme un consensus d'organes destinés à évoluer d'une manière déterminée en vue d'une finalité déterminée également, résumée en ces mots : *nutrition, fonction*. C'est, du reste, par une pure abstraction de l'esprit qu'on parvient à séparer ces deux phénomènes; car le renouvellement des matériaux est aussi indispensable à la fonction que celle-ci est nécessaire à la vie de l'organe. Ce sont deux actes connexes, s'enchaînant et s'entraînant mutuellement. — Si rien ne venait contrarier cet équilibre, l'homme pourrait parcourir le cycle entier de son existence, sans que sa conscience sortît de l'indifférence, mais sa propre volonté aussi bien que les vicissitudes des milieux où il vit viennent, dès la naissance, entraver et contrarier le cour régulier des choses, et mettre l'âme en face d'une situation nouvelle qui se traduit par la douleur, *ce cri d'alarme de l'organisme aux abois* (Spring).

D'après cela, si nous renonçons à définir la douleur, au moins pourrons-nous en rechercher les causes déterminantes dans les altérations fonctionnelles et nutritives du tissu nerveux.

Il résulte de la connexité signalée plus haut entre la nunutrition et la fonction, qu'un certain degré d'activité et un certain temps de repos relatif sont nécessaires au jeu régulier de tout organe, sous peine d'engendrer le désordre fonctionnel et la destruction organique si ces conditions ne sont pas remplies. La douleur naîtra donc autant par inaction prolongée que par exagération dans l'intensité et le temps d'activité des organes nerveux; mais, comme l'activité de ces derniers est réglée par l'activité des autres organes, ce qui se dira des uns pourra s'appliquer aux autres.

Le défaut d'excitation suffisante est la cause la plus naturelle de diminution dans la fonction d'un organe ; l'*excitation* est donc un besoin pour l'organe; mais les excitations ne sont pas indifférentes aux organes, certains mêmes n'entrent en activité qu'en présence d'excitations déterminées ; il y a donc pour chaque appareil sensitif des besoins dont l'inassouvissement prolongé peut créer la douleur.

Les besoins dus à l'inaction des organes sensoriels spéciaux, sont rarement impérieux, parce que les excitations sont rarement absentes, si tant est qu'elles le soient jamais. C'est surtout dans l'inaction des appareils internes que la douleur s'éveille, et l'on peut signaler celle qui accompagne l'inactivité du canal alimentaire et des organes du mouvement.

L'abondance, comme la persistance des excitations, *déterminant la suractivité*, est également cause de la douleur, et cela aussi bien pour les organes de la sensibilité générale que pour ceux de la sensibilité spéciale. Toutefois, *les douleurs ainsi développées dans les organes des sens* spéciaux sont moins appréciables, parce qu'on peut facilement s'y soustraire en s'écartant des conditions particulières *de leur production*. Cette raison, jointe à celle précédemment énoncée, avait fait croire que les nerfs spéciaux ne pouvaient être siéges de douleur.

Si l'on reconnaît d'un côté les douleurs dues à l'inaction et de l'autre les douleurs résultant de l'excès d'activité, on est amené à considérer l'état d'activité moyenne comme indifférent; mais nous ignorons, par contre, où se trouvent les limites de cette zone médiane ; nous savons seulement qu'en deçà et au-dessus il y a douleur, et qu'entre ces deux extrémités se placent des phases de transition qualifiées de pénibles et désagréables.

Toujours est-il que la douleur s'élevant ainsi dans les conditions extrêmes d'activité semble être incompatible avec l'intégrité des tissus, aussi doit-on partager à cet égard l'opinion de Budge et Hirsch, qui y voient un commence-

ment de destruction du nerf, tout en constatant, contrairement à leur opinion, et d'accord en cela avec Hirsch seul, que cette atteinte à l'intégrité du nerf peut aussi bien provenir de l'augmentation que de la diminution de l'activité nerveuse.

On se tromperait cependant en croyant que l'intensité de la douleur est en rapport seulement avec la lésion qui la détermine. — Jusqu'à un certain point cette influence existe, mais il y a des susceptibilités dont il faut tenir compte ; ainsi chez certaines personnes les moindres sensations un peu prolongées provoquent de la douleur et nous verrons que chez les mélancoliques, comme l'a fort bien dit Guislain, les sensations naissent douloureuses.

Cela dépend évidemment d'une altération des conditions matérielles de la substance nerveuse (1) près de se produire, sinon produite, et qui s'explique du reste par l'état général de l'organisme qui est défectueux.

Il n'y a en, effet, aucune raison qui engage à chercher une autre cause au trouble fonctionnel du système nerveux, alors qu'on admet sans conteste que l'état des tissus, et les altérations du sang, produisent les troubles des autres fonctions de l'organisme. Il importe de noter que la douleur n'est qu'une sensation anormale, aussi la trouvons-nous passible des mêmes lois qui régissent les sensations normales. Nous avons fait ressortir que les sensations ne résultaient que d'une comparaison entre l'état antérieur et l'état nouveau de l'activité moléculaire des nerfs; et que de l'écart entre les deux dépendait leur intensité; de même nous voyons que la douleur est d'autant plus forte qu'elle

(1) Dans le cours de ce travail nous ne faisons que mentionner les névralgies sans entrer dans le détail de leur production. Chaque fois qu'il y a douleur, il y a altération du nerf et il importe peu pour le sujet qui nous occupe si cette douleur revêt ou non la forme paroxystique des névralgies.

naît dans des organes dont le jeu régulier laisse habituellement la conscience plus indifférente ; tandis que dans les tissus doués d'une sensibilité, qui a dû accroître ses limites par la diversité et la fréquence des excitations, la douleur tranchera beaucoup moins.

Nous avons une preuve de l'exactitude de cette opinion dans les douleurs cutanées qui n'approchent point de celles qui ont pour siége les tissus internes.

D'après ce qui précède, la douleur ne serait donc qu'un écart violent en plus ou en moins, du ton de la sensibilité normale ou moyenne, aboutissant toujours à une modification pathologique des tissus nerveux.

Cette dernière assertion soulèvera peu d'opposition en ce qui concerne le surmènement de l'organe, mais on comprendrait moins en quoi la douleur produite par inaction (qui n'est pas absolue, bien entendu,) puisse amener une altération organique, si l'on ne se souvenait que le jeu physiologique d'un organe entraîne et provoque les assimilations et désassimilations nécessaires à sa nutrition.

Au surplus, les deux causes de douleur que nous venons de mentionner se lient si étroitement entre elles qu'il est pour ainsi dire impossible de les disjoindre.

Ainsi, les douleurs positives (par excès) dégénèrent en douleurs négatives (par défaut), si elles ne sont suivies d'un repos utilisé pour la réparation des pertes subies pendant le travail exagéré ; d'un autre côté, cet apport de matériaux réparateurs ne pourra se prolonger sans exciter un besoin de dépense dont la non-satisfaction produira de nouveau la douleur.

Il est même probable qu'après les grandes perturbations, l'équilibre normal ne reparaîtra qu'à la suite d'oscillations de ce genre.

Cette manière d'envisager la douleur comme une anomalie des sensations, écarte toute idée d'y voir quelque chose de spécifique et l'hypothèse de voies spéciales de conduction. Cependant plusieurs auteurs professent à cet égard une opinion opposée, et admettent l'existence de nerfs particuliers pour la douleur. Certains faits pathologiques, dans lesquels la douleur semble s'éteindre sans autre altération de la sensibilité, leur donneraient raison, si cette théorie résistait à l'examen. Mais d'abord, il ne résulte nullement des exemples cités par MM. Beau, Landry, Vaulair (1) et autres, que la douleur puisse survivre à l'abolition complète de la sensibilité générale envisagée comme nous l'avons fait; ce qui paraît seulement démontré, c'est qu'il y a obscurcissement soit de l'un soit de l'autre des trois éléments de l'activité thermo-électrique du tissu nerveux. Quant aux faits pathologiques où la douleur n'a pu prétenduement être produite malgré la conservation des propriétés de la sensibilité tactile (qui se confond avec la sensibilité générale), ils sont peu fréquents et s'accompagnaient de diminution dans la sensibilité thermique; également et très-probablement, si on avait employé l'électricité, eût-on obtenu le même résultat. — Il y avait donc une véritable hypesthésie et il était naturel dans ces conditions de ne pouvoir, au moyen des excitations ordinaires, arriver à développer cette suractivité morbide et l'altération moléculaire qui en est la suite et qui provoque la douleur. Car il n'aurait pas suffi d'amener une hyperesthésie de l'organe excité, il eut fallu franchir cette limite dont nous avons parlé et qui, tout indécise qu'elle puisse paraître, n'en existe pas moins.

Mais entre éviter de confondre l'hyperesthésie, simple exaltation de la sensibilité normale, avec l'algésie et en arriver à conclure à l'existence d'un centre algésique et de fibres spéciales y aboutissant, il y a réellement un abîme. Comme l'observe judicieusement M. le professeur Vulpian, il faudrait admettre que les fibres destinées à transmettre

(1) *Des névralgies*. Bruxelles, 1866.

exclusivement les impressions douloureuses, fussent associées aux fibres de tous les nerfs sensitifs du corps, puisque tous peuvent être siéges de douleur, et qu'en outre, il y aurait des cellules nerveuses étagées le long de l'axe médullaire aux fins d'élaborer ces impressions. Or, conçoit-on la possibilité de tels éléments dont la fonction ne se révélerait que rarement et parfois jamais, pendant toute la durée de la vie, et dont l'existence persisterait en dépit de cette loi fondamentale que la vie est intimement liée à la fonction ? Si de semblables organes existaient, ils devraient nécessairement s'atrophier faute d'usage; mais alors, comment s'expliquer le réveil soudain de leur vitalité sous l'influence de causes fortuites ? car il est manifeste qu'on peut provoquer la douleur dans une partie où elle n'a jamais siégé.

Du reste, les partisans de la théorie que nous combattons ont été principalement amenés à cette manière de voir, par opposition à la théorie admise par d'autres, que la douleur est une exagération de la sensibilité, et ils trouvent des arguments qui semblent des plus probants dans les observations où la douleur coïncide précisément avec un affaiblissement de l'activité nerveuse.

Ainsi, dit M. Vanair (1), *la noix vomique fait surtout ressentir ses effets douloureux dans les points où la sensibilité est déprimée ou abolie*. Ce fait corrobore pleinement notre opinion bien loin de l'infirmer, car c'est précisément parce que les points du tissu nerveux anesthésiés sont le siége d'une modification organique, que la douleur s'y localise; elle trouve un terrain tout préparé.

Cependant, nous le répétons, il faut se pénétrer de cette vérité que si la douleur est *plus* qu'une hyperesthésie, elle est en revanche *moins* qu'une hypesthésie. Ce qu'il faut ajouter ou retrancher à celles-ci pour produire la douleur, nous l'ignorons, mais cette limite pour être indéfinissable

---

(1) Vanair. — *Des névralgies*.

n'en est pas moins réelle. Cependant, des faits cliniques portent à croire que la douleur ne se produit qu'alors qu'il y a concentration de l'activité nerveuse dans des points limités et restreints. Il est remarquable, en effet, que la douleur ne saurait se généraliser sans perdre immédiatement de son acuïté et de son intensité; d'un autre côté, une douleur intense détourne évidemment l'influx nerveux des centres supérieurs; et réciproquement, la concentration du mouvement nerveux dans les hémisphères cérébraux éteint la douleur (1). Quand on souffre vivement, on pense peu, et les idées se limitent à un parcours très-étroit, mais que la volonté ou un apport de sensations nouvelles ou même des mouvements violents produisent une dérivation, aussitôt survient un soulagement et parfois même la guérison quand la douleur n'a pas modifié profondément l'organe où elle siége.

Avant de terminer ces considérations sur un symptôme fréquent dans la plupart des maladies, mais qui forme pour ainsi dire la base des affections mélancoliques, n'est-ce pas le lieu de se demander si la douleur peut être imaginaire. La douleur n'est en somme qu'une sensation, et pourra survenir à la suite d'une excitation, cheminant le long des fibres centripètes, ou spontanément, par le fait des centres auxquels elles aboutissent, mais dans l'un ou l'autre cas, pour qu'il y ait douleur, il faut que l'activité intrinsèque du tissu nerveux, des centres ou des fibres, soit sortie de ses

(1) Un jeune aliéné de notre asile, dit Morel dans son *Traité de médecine mentale*, page 325, en proie à l'exaltation religieuse, s'était trempé le bras dans une chaudière d'eau bouillante; il ne cessa pendant le paroxysme de son délire de chanter les louanges de Dieu, et il était insensible à la douleur. Mais lorsque la peau tombée en lambeaux, eut laissé les chairs à nu et qu'une énorme suppuration se fut établie, la souffrance se manifesta. . . . . . et toute trace de délire disparut.

limites normales, et dès lors aucune douleur ne peut être imaginaire. Du reste, un état de conscience est indiscutable et sans appel. Ce qui peut faiblir *c'est l'interprétation* de *cet état, c'est-à-dire* le raisonnement fait par celui qui souffre, pour expliquer l'origine ou la nature de ses souffrances. *Quant à la réalité de celles-ci, en tant que perception*, elle ne peut être tenue en suspicion qu'autant que leur expression extérieure soit *en désaccord avec l'expression habituelle* de ces sortes de sentiments.

CHAPITRE III.

HYPERESTHÉSIE, HYPESTHÉSIE ET SYNESTHÉSIE.

L'hyperesthésie ou susceptibilité anormale des nerfs sensibles *est fréquente chez les mélancoliques*, surtout au début, quand l'affection ne s'affirme que comme une propension à la tristesse ; plus tard elle sera l'apanage des variétés hypochondriaques. Chez les mélancoliques ordinaires, l'état hyperesthésique se remarque pendant les phases de rémission du délire, ou comme réaction d'une période d'indifférence et d'apathie physique et morale (1).

Les impressions les plus indifférentes à l'état normal deviennent sources de sensations intenses, s'irradiant avec facilité dans les parties voisines et déterminant des mouvements réactionnels disproportionnés.

Il semble que la constante proportionnelle et le minimum perceptible qui forme la base des rapports psycho-physiques soient abaissés (2).

(1) Dans la première partie de ce travail nous avons mentionné que la facilité du mouvement moléculaire des nerfs devait s'exagérer par un défaut de tension des tissus voisins ; cette vue théorique trouve ici sa confirmation clinique, car les délires mélancoliques sont toujours concomittants d'un affaiblissement physique, d'un défaut de tonicité des tissus, et de langueur dans l'évolution physiologique des organes.

(2) La détermination des lois applicables à la mesure des

L'hyperesthésie ne se limite pas aux parties nerveuses réceptrices des excitations, les centres élaborateurs eux-mêmes entrent plus facilement en action, et engendrent des sensations même en l'absence des excitants habituels. Nous verrons même que, chez les mélancoliques par persécutions et chez les hypochondriaques, le récit seul de leurs souffrances semble les réveiller ou en redoubler l'acuïté (1).

Dans une situation où l'ébranlement nerveux est si facilement sorti de ses bornes normales, il est simple que la limite qui sépare l'hyperesthésie de la douleur, soit promptement franchie, à tel point que ces deux états sont presque inséparables.

On peut, du reste, affirmer que le début de toutes les maladies nerveuses est signalé par la douleur; il n'y aurait donc pas de faveur pour les affections mélancoliques. Toutefois, les sentiments pénibles forment pour ainsi dire le terrain où celles-ci croissent; ce ne sont pas seulement des

---

sensations, aux rapports psychologiques, est loin d'être exacte, malgré les travaux si remarquables de Weber, Valentin et Neuhaus. — Les efforts de MM. Wundt en Allemagne et Delbœuf en Belgique ont, il est vrai, jeté une certaine clarté sur la question, mais il suffit de lire le consciencieux résumé que M. Ribot a fait paraître dans la *Revue scientifique* (décembre 1874, page 552 et suivantes), pour s'apercevoir combien on est loin d'avoir levé tous les doutes. — Sans nous prononcer sur cette question qui nous occupera ailleurs, il est permis d'avancer que la solution ne sera prochaine que pour autant qu'on fasse entrer dans la détermination du zéro, de la constante proportionnelle et du maximum perceptible, les conditions du mouvement nerveux intrinsèque, au lieu de prendre exclusivement les excitations extérieures comme base d'apprécia ion.

(1) Parce que à l'état pathologique, des sensations générales ont, par leur persistance, fini par se raccorder avec la sphère psychique; mais ce qui prouve la nouveauté de cette association, c'est la nouveauté des termes employés par les malades pour les décrire.

douleurs localisées qu'on y remarque, mais, en outre et comme caractérisque, un fond général de tristesse douloureuse, une sorte *d'algésie cénesthésique.*

Il a été dit précédemment pourquoi on ne peut décrire une anesthésie de la sensibilité générale, en prenant ce terme comme synonyme d'abolition. Toutefois, en deçà de la paralysie du sentiment, il y a des nuances où cette faculté offre un affaiblissement évident, une sorte de paresse nerveuse, de ralentissement dans la progression du mouvement moléculaires des nerfs, qui chez les mélancoliques ne leur occasionne de sensation qu'un certain temps après que les excitations périphériques se sont produites. Il y a un véritable retard dans la perception (par suite, probablement, d'un défaut de cohésion dans le tissu nerveux) et c'est à cet état que nous avons donné le nom *d'hypesthésie.*

Sous le nom de *synesthésie*, M. Vulpian désigne *la production d'une double sensation, sous l'influence d'une impression partant d'une région sensible limitée. Une de ces sensations est perçue comme ayant cette région comme point de départ, l'autre correspond à un point plus ou moins éloigné de la précédente et qui n'a subi aucune espèce d'excitation directe.* Ce phénomène se présente normalement, et s'il est rangé parmi les troubles de la sensibilité générale, c'est d'abord parce qu'il nous donne l'explication de ces situations fréquentes chez les mélancoliques et surtout chez les hypochondriaques, où des sensations douloureuses, généralisées à tout l'organisme, ou localisées dans un appareil seulement, n'ont d'autre point de départ qu'une altération organique limitée. Ensuite nous tenions à signaler l'explication donnée par M. Vulpian, parce qu'elle est de nature à jeter un certain jour sur les troubles perversifs de la sensibilité générale. Une impression portant sur les extrémités d'un nerf et transmise à certains éléments récepteurs dans le foyer d'origine de ce nerf, va mettre en activité soit d'autres éléments de ce même foyer, soit des éléments d'un autre amas de substance grise dans lequel se terminent des fibres sensitives en rapport avec une autre région de surfaces tégumentaires. — Les éléments récepteurs ainsi stimulés, d'une façon secondaire, sont modifiés de la même façon que s'ils avaient reçu une impression provenant de la périphérie des fibres nerveuses avec l'extrémité centrale desquelles ils sont en rapport; et il y a par conséquent, production d'une sensation semblable à celles qui ont été provoquées par l'excitation de ces fibres. — C'est cette sensation déterminée, sans provocation extérieure, par une transmission d'excitation d'un foyer central de réception d'impressions à un autre foyer central, au moyen des voies de communication qui existent entre ces deux amas de substance grise, que l'on nomme une synesthésie (1).

Cette explication est des plus plausibles ; aussi croyons-nous pouvoir l'étendre non-seulement à la surface tégumentaire, comme le fait M. Vulpian, mais à l'ensemble de l'organisme. Pourquoi les sensations, douloureuses ou non, perçues dans d'autres points ne releveraient-elles pas de la même loi? Rien ne s'oppose à la généralisation de cette théorie, qui rend plus facilement compte des altérations de la sensibilité dans certaines affections hypochondriaques.

CHAPITRE IV.

DES PSEUDESTHÉSIES, ILLUSIONS ET HALLUCINATIONS.

Dans ce domaine si peu exploré de la sensibilité générale, les difficultés naissent à chaque pas, et nécessitent des retours aux notions en apparence les plus familières. Pas un ouvrage de physiologie ou de psychiatrie qui ne parle d'illusions et d'hallucinations de la *sensibilité spéciale*, et pas un lecteur qui ne sache de quoi on veut parler. En est-il ainsi

---

(1) *Dictionnaire encyclopédique des sciences médicales*, tome 8e, 2e série, page 519.

pour la sensibilité générale ? Malheureusement non, et cela moins peut-être, parce que celle-ci a été diversement définie ou mal définie, que par la raison plus péremptoire qu'on n'est pas encore fixé sur la valeur réelle des termes illusions et hallucinations et encore moins sur la différence qui peut exister entre les deux.

C'est ce qui nous force à de nouvelles explications. Qu'est-ce qu'une hallucination ? Pour les écoles spiritualistes, la réponse est aussi facile que peu plausible, et nous n'essaierons pa de la combattre ou de la concilier avec les idées précédemment émises ; mais jusqu'où peut-on admettre des hallucinations purement psychiques, en donnant à ce mot le sens d'intellectuel ? Quoique décrites par M. Baillarger, et accréditées sous le patronage de ce nom respectable, les hallucinations dites psychiques ne peuvent s'expliquer autrement que comme des degrés supérieurs de souvenir ou d'imagination ; mais quelqu'intense que soit la réviviscence des idées, elles restent toujours des idées, et si elles amènent une sensation, c'est par la communication aux centres perceptifs de l'activité jusque-là restreinte aux sphères psychiques. Il n'y a donc lieu d'admettre le mécanisme des hallucinations qu'en y comprenant la double intervention des sens et de la pensée, comme l'a fort bien dit Morel dans son traité de médecine mentale.

Malgré cela nous éprouvons quelque difficulté à concevoir ce que peut être une hallucination de la sensibilité générale, ce qui eût été totalement impossible, si ce phénomène même était purement psychique. MM. Littré et Robin définissent l'hallucination : « un trouble de la partie du cerveau qui perçoit habituellement, tel que sans *impression* ni *transmission* elle se trouve spontanément dans l'état d'activité causée par ces dernières, et par suite détermine les pensées et les actes suscités par une sensation réelle et complète. » Cette définition serait exacte si, comme on le suppose pour les sens spéciaux, les impressions de la sensibilité générale étaient discontinues ; mais faut-il rappeler que les excitations de la sensibilité générale sont constantes, qu'il ne peut y avoir absence d'impression puisqu'il ne peut y avoir disparition de matière en contact avec les fibres sensibles ni repos absolu de cette matière. Les antécédents des sensations générales ne font donc jamais défaut, et leur persistance détermine la permanence d'activité des nerfs cénesthésiques. Or, cette activité intrinsèque des nerfs de sensibilité générale se traduit par un mouvement thermo-électrique, et si cette force complexe est en équilibre avec celle qui anime les corps en contact avec les fibres nerveuses, la sensation pourra ne pas se produire ; mais si les phénomènes thermo-électriques qui ont pour substratum la matière en contact avec les extrémités périphériques des nerfs, diffèrent de rhythme avec ceux qui siégent dans ces derniers organes, il y aura rupture d'équilibre, et ainsi s'effectuera dans les fibres nerveuses et les centres perceptifs ces différences, ces changements constituant les éléments essentiels d'une sensation. Les centres perceptifs peuvent, il est vrai, subir et apprécier un changement, percevoir une sensation, qui sera rapportée à un point périphérique, sans que ce soit précisément de ce point qu'est partie l'impression excitatrice; c'est ce qui a lieu pour les synesthésies. Mais dans ce cas même, il y a eu transmission d'une impression, et le fait ne constitue pas une hallucination comme l'entendent MM. Littré et Robin, et la plupart des physiologistes. Un même défaut entache la définition proposée par Esquirol, quoiqu'elle compte un grand nombre de partisans. Un homme, dit cet illustre maître, qui a la conviction intime d'une sensation actuellement perçue, alors que nul objet extérieur propre à exciter cette sensation n'est à portée de ses sens, est dans un état d'hallucination (1). Cette explication serait peut-être admissible en fait de sensations spéciales et de sensations

(1) Esquirol : *Des maladies mentales*, tome 1er, page 80.

générales externes, car dans toutes les autres les moyens de contrôle nous font complétement défaut; mais même pour les dernières, une simple réflexion force à s'en écarter. En effet, si nous disions, par exemple, qu'il y a hallucination de la sensibilité générale quand la conscience avertit d'un contact et de modifications thermo-électriques, alors que vérification faite il y a contradiction flagrante, aucun corps n'étant venu en contact avec notre surface tégumentaire, nous consacrerions une erreur, car un mouvement du milieu cosmique, inappréciable à nos sens spéciaux, a fort bien pu déterminer ces impressions qui auraient été régulièrement et légitimement perçues.

La conclusion à tirer des considérations précédentes est qu'il faut être très-réservé dans l'emploi du mot hallucination, en fait de sensibilité générale, car ce qui vient d'être dit des sensations générales externes, est *à fortiori* applicable aux sensations internes. Aussi nous préférons l'emploi des termes *pseudesthésies* et *illusions*, qui rendent d'autant plus correctement notre pensée que les faits qu'ils définissent, sont aisément explicables et compréhensibles par la théorie des synesthésies. Il n'en est pas de même pour les hallucinations des sens spéciaux auxquelles la théorie précitée n'est que partiellement applicable. En effet, il peut bien se produire dans les organes de la vue et de l'ouïe des réactions spontanées ou synesthésiques, mais la conscience n'accusera en retour que de simples sensations de lumière et de son; pour que l'hallucination se forme, il faut que ces sons se changent en voix, et les perceptions lumineuses en images, ce qui a nécessité l'intervention de l'activité intellectuelle.

Il est vrai, néanmoins, que l'esprit s'empare exceptionnellement des illusions de la sensibilité générale, pour leur donner un corps, mais au rebours des hallucinations visuelles et auditives, etc., qui sont, jusqu'à un certain point, compatibles avec la rectitude du jugement, celui-ci est ordinairement vicié quand les illusions de la sensibilité générale participent à l'évolution psychique.

La théorie de M. Vulpian sur les synesthésies suffit donc à donner la clef de la plupart des pseudesthésies générales, mais il y a lieu d'apporter une certaine réserve pour une catégorie d'illusions. On rencontre assez fréquemment, dans la population des asiles, des malades mélancoliques qui prétendent les uns n'avoir plus d'intestins, les autres plus d'estomac, plus de tête; or, ces aberrations rentrent dans le cadre des troubles de la sensibilité générale, puisque c'est cette faculté qui nous avertit de la présence de nos organes, mais il faut avoir recours à une double hypothèse pour s'expliquer leur production. Dans les faits dont il avait été question précédemment, on admettait l'éveil indirect d'un centre perceptif, ce qui donnait naissance à une illusion qu'on pouvait logiquement qualifier de *positive*, mais ici on se trouve en présence d'une véritable illusion *négative*, car il est hors de doute que les organes qui semblent ainsi absents du champ de la conscience, continuent à fonctionner et qu'en conséquence, les excitations qui en partent et révèlent chez l'homme sain leur présence, ne font pas défaut. Toutefois on peut supposer que le mouvement moléculaire des nerfs s'est tellement ralenti, que les mouvements, les ondes interférents s'éteignent avant d'arriver aux centres perceptifs, ou bien que ce sont ces derniers qui restent relativement inertes. Dans l'une et dans l'autre hypothèse, il y aura un point du centre perceptif qui contrastera, par son indifférence, avec l'activité normale des amas de substance grise qui l'environnent, et déterminera ainsi une véritable lacune dans la conscience, d'où dérivera une illusion négative. Ces sortes de pseudesthésies, surtout celles qui prennent leur origine dans les profondeurs de l'organisme, sont ensuite défigurées par les réactions d'un cerveau en délire; car si nous nous refusons à reconnaître des hallucinations de la sensibilité générale, c'est principalement en vertu de la conviction qui nous fait considérer celle-ci comme peu productive d'idées, l'hallucination ne s'établissant que par l'intervention des centres psychiques. Il est vrai qu'on pourrait nous demander pourquoi nous n'accueillons pas les hallucinations dites *interprétatives,* qui correspondent précisément à ces vues; mais ce qui nous engage à rejeter ainsi ce terme, c'est que les hallucinations interprétatives sont de véritables sensations dont l'élaboration psychique, la traduction en idées est seulement faussée, et qu'il est dès lors préférable d'éviter à leur égard une appellation qui donnerait le change sur leur véritable valeur.

Maintenant nous croyons pouvoir clore ces considérations, et aborder l'examen des troubles de la sensibilité générale, dans les différents organes et appareils qui en sont le siége apparent ; cette étude formera l'objet des chapitres suivants.

TROUBLES DE LA SENSIBILITÉ GÉNÉRALE EXTERNE.

I. *Sensations de contact.*

La diminution de la sensibilité générale cutanée est fréquente chez les mélancoliques, surtout à une certaine période de la maladie et dans les variétés qui s'accompagnent de stupeur. Ils sentent confusément le contact des objets, et leur degré de tension thermo-électrique, mais il faut un choc ou une pression plus forte; les petites variations de température sont inaperçues, de même que les stimulants électriques faibles. La douleur elle-même ne se produit qu'imparfaitement; d'autres fois elle naît dans des parties presque insensibles aux autres stimulations. Ce fait s'explique pour ceux qui considèrent la douleur comme un trouble concomitant d'une modification organique, mais pour ceux qui voient en elle une manifestation normale de la sensibilité, il faut supposer que le nerf n'est insensible que dans une grande étendue de son parcours et que la partie nerveuse, encore en communication avec le centre percepteur, continue à agir par suite d'un stimulus parti des régions voisines. S'il en est ainsi, pourquoi les sensations douloureuses continueraient-elles à être perçues, et non celles de contact ou de température? et pourquoi le point central ainsi stimulé, quoique indirectement, ne développerait-il qu'une des phases de son énergie? Car en supposant un centre et des fibres algésiques, il faut admettre que ces fibres et ces centres se trouvent intimement mêlés aux fibres et centres tactiles, et on ne comprendrait pas bien pourquoi la communication d'activité se ferait pour les uns et pas pour les autres.

Certains malades hypochondriaques sujets aux névralgies cutanées, présentent cette particularité que dans les endroits correspondants aux points névralgiques de Valleix, il y a obtusion de la sensibilité au contact, coïncidant avec une exagération de la sensibilité électro-thermique. Une pensionnaire de notre asile en proie à un délire hypochondriaque, qui la poussa au suicide, souffrit à diverses reprises d'accès névralgiques localisés à la partie antérieure de la jambe droite; la douleur était tellement intense que l'idée seule qu'on pût toucher la partie lésée, exaspérait la malade; cependant en détournant son attention on pouvait y appliquer la main ou un corps quelconque, qui n'était senti qu'après un certain temps, et comme objet froid ou chaud. La malade ayant été soumise à l'électrothérapie, le même fait se produisit; les éponges humides excitèrent d'abord une sensation de froid, suivie d'une sensation thermo-électrique tellement intense, qu'il fallut employer des courants d'une faiblesse extrême et qui eussent été insensibles pour la malade, dans toute autre partie du corps.

Romberg et Spring (1) ont du reste insisté sur la susceptibilité des parties anesthésiées à subir les variations de

(1) *Lehrbush der Nerven Krantkheiten*, tome I, p. 240.

température du milieu ambiant; c'est même ce qui avait déterminé ce dernier auteur à faire prévaloir l'hypothèse de fibres et d'un centre thermiques. Nous ne reviendrons plus sur les motifs qui nous ont engagé à combattre ces théories, qui tendent à mettre l'organisation en dehors des lois générales de la nature. Si aucun phénomène ne peut se produire sans déterminer *mouvement*, *chaleur* et *électricité*, comment pourrait-on concevoir l'activité d'un nerf ou d'un centre matériel, qui ne manifesterait qu'une de ces propriétés? elles sont connexes et inséparables, elles peuvent varier dans leurs rapports.

L'hémianesthésie cutanée n'a pas encore été signalée dans les mélancolies franches; elle se présente dans les hystéries, dans les affections alcooliques, et relève dans ce dernier cas d'une cause cérébrale; mais rien n'autorise à en faire un symptôme propre des affections mélancoliques.

Les hypesthésies partielles sont fréquentes dans les névroses tristes, mais chez les femmes il est souvent difficile de discerner ce qui revient à la mélancolie, de ce qui est le fait d'une complication hystérique.

Engourdissements et picotements. Les hypochondriaques, et les délirants par persécutions présentent fréquemment ces sortes de troubles, qui servent à alimenter leur délire. Ce sont deux phases d'un même phénomène : d'un côté l'activité nerveuse semble diminuer jusqu'à cessation dans la partie engourdie, et de l'autre le retour de l'influx développe les picotements (1).

Démangeaison et prurit. Ces symptômes se produisent *subjectivement* chez les mélancoliques, ou bien se développent à la suite de simples contacts. Parfois ils affectent

---

(1) M. Legrand du Saulle, dans son *Délire des persécutions*, page 291, signale un malade qui attribuait ce symptôme à des aiguilles qu'il aurait eues entre chair et peau. Voir aussi même auteur, p. 79.

Brachet, *De l'Hypochondrie*, page 9, rapporte le cas d'une maune forme périodique, et déterminent souvent des tendances à la tristesse. Une dame, vers l'âge de retour, était, chaque soir, prise de démangeaisons dans toutes les parties de la surface tégumentaire, et principalement aux plis du coude, du poignet et de l'aine. La persistance de ces troubles fut l'occasion d'une mélancolie hypochondriaque, qui dura plusieurs années. Retirée du monde où l'appelaient sa position et ses goûts, elle fit de tristes réflexions qui dégénérèrent en idées systématisées, et quand nous la vîmes, après deux ans passés à la recherche et à l'emploi des médications les plus insolites, il ne fut plus possible de faire consentir la malade à suivre nos conseils.

Les mélancolies qui surviennent à la suite d'onanisme ou d'excès sexuels se compliquent fréquemment de démangeaisons cutanées, sans qu'on sache bien positivement si les pratiques onanistiques en sont la suite ou la cause.

Les fourmillements, qu'il ne faut pas confondre avec les picotements, se remarquent aussi dans le cours des affections mélancoliques et sont ordinairement d'un fâcheux augure, car la cause qui les fait naître réside dans les parties centrales. Ce symptôme n'est du reste que secondaire dans les affections mélancoliques, et doit faire craindre la paralysie. Cependant Spring (1) prétend qu'il peut n'être que la suite de pertes séminales excessives.

Analgésie. Depuis les travaux de Beau, ce nom est réservé à une diminution dans la susceptibilité de la peau à la douleur, avec conservation de la sensibilité tactile. Ce symptôme qui a jusqu'ici résisté à toutes les explications qu'on en a données, est plus fréquent chez les maniaques que chez les mélancoliques; toutefois en ne lui accordant pas toute sa valeur, et considéré comme une abolition plus

---

lade qui présentait des symptômes d'engourdissement dans les membres.

(1) *Symptomatologie*, tome II, p. 149.

ou moins complète de la douleur, il est le propre des affections lypémaniaques accompagnées de stupeur.

Hyperalgésie. Cet état est l'opposé du précédent ; les douleurs naissent spontanément, ou le moindre contact, la moindre action de chaud ou de froid, ou de faibles courants électriques les déterminent (1). Il ne faut pas néanmoins le confondre avec l'hyperesthésie cénesthésique des mélancoliques, dont nous avons déja parlé et qui nous occupera en son lieu ; ici l'accident est localisé dans un point de la peau, et n'est souvent que sympathique d'une affection des viscères. Les hypochondries qui proviennent d'une lésion gastro-hépatique, ou qui du moins s'accompagnent de troubles fonctionnels de ces viscères, déterminent souvent des douleurs synesthésiques à l'épigastre et à l'épaule.

Apséphalésie. Nous avons déjà cité un cas d'absence ou plutôt de retard et d'obtusion de la sensation de contact avec conservation des autres facultés de la sensibilité générale, chez un mélancolique ; quant à l'abolition complète du tact, elle nous paraît inadmissible, sans affaiblissement concomitant des autres sensations, et coïncidant alors avec une altération organique des nerfs périphériques. Nous ne parlons, bien entendu, pas du *toucher*, ou plutôt du *palper* qui est un sens complexe dans lequel les sensations tactiles entrent comme éléments, au même titre que les sensations musculaires et les idées de forme, de grandeur, etc.

II. *Des sensations thermiques.*

La peau et les muqueuses voisines, sont les organes où

(1) Voir comme exemples les observations rapportées par M. Legrand du Saulle, dans sa *Monographie du délire des persécutions*, pages 90, 205.

se produisent principalement les sensations de température; (pour être exact, il faudrait dire toutes les sensations générales), et ces faits s'expliquent par les nombreuses vicissitudes qui se passent dans le milieu cosmique et la régularité relativement remarquable des phénomènes produits dans les milieux internes. Cependant la peau n'est pas le siége exclusif de ce que Weber appelait le sens de température, toutes les muqueuses situées aux orifices cutanés accessibles à l'air ambiant sont susceptibles d'être le point de départ de sensations de ce genre; mais si nous n'adoptons pas en cela l'opinion de l'auteur que nous venons de citer, par contre, nous rappellerons que, d'accord avec lui, nous nous refusons à voir dans les sensations thermiques, l'effet d'une sensibilité spécifique localisée dans un appareil spécial. Pour Weber, la chaleur en dilatant les tissus, le froid en les resserrant, devaient produire des sensations de pression diminuée ou augmentée, et les sensations thermiques auraient été constituées par un mode particulier du mouvement moléculaire des fibres tactiles. Nous partageons pleinement cette manière de voir, et nous sommes loin de croire avec Spring, que la question soit résolue en faveur de l'existence d'un centre et de fibres thermiques, par l'observation pathologique que le tact peut être aboli entièrement (?), tandis que le sens thermique continue de fonctionner normalement et même avec exagération (1). Ce qui est vrai pour les phénomènes observés en dehors de l'organisme, ne saurait être faux pour ceux qui se produisent en nous ; et si les conquêtes de la physique ne permettent plus à un homme instruit d'ignorer que chaleur, mouvement, électricité, sont des forces qui s'engendrent réciproquement et ne peuvent se concevoir isolément qu'au point de vue théorique, c'est-à-dire en faisant abstraction *volontaire* des deux autres ; si d'un autre côté, l'expérience la plus usuelle, la plus vul-

(1) *Loco citato*, page 109.

gaire montre un même agent matériel suffisant à les conduire simultanément, pourquoi s'évertuer à trouver des distinctions qui obscurcissent inutilement les études psychologiques. La prédominance de l'une de ces trois propriétés ne saurait l'autoriser, et il est illogique de prétendre que la sensibilité tactile est abolie alors que la présence d'un corps se manifeste par l'une plutôt que par l'autre de ses propriétés générales.

D'un autre côté, l'observation démontre que les parties du corps les plus sensibles aux variations thermométriques, sont précisément celles où les fibres dites tactiles se trouvent en plus grand nombre; aussi les partisans de l'opinion que nous combattons, sont-ils amenés à reconnaître que leurs fibres thermométriques empruntent la voie des fibres tactiles auxquelles elles se trouvent mêlées.

Rappelons du reste, que M. Mac Donnell et Lauge ont expliqué les faits d'obtusion des sensations de contact avec conservation de la sensibilité thermesthésique par la différence de résistance que présenteraient les nerfs tactiles, suivant la nature des impressions qu'ils sont appelés à transmettre à la moelle épinière, et que M. Vulpian semble partager complétement cette manière de voir (1).

Nous n'aurons pas besoin d'insister beaucoup sur les troubles thermesthésiques qui caractérisent les affections mélancoliques, quand nous aurons rappelé que les états adynami-

(1) M. Brown-Sequard, en présentant à la Société de biologie le travail de M. Mac Donnel, incline également à admettre que la diversité des sensations tient, non pas à ce que des impressions diverses sont transmises par des conducteurs spéciaux aux centres nerveux, mais à ce que ces impressions, suivant qu'elles sont de telle ou telle sorte, modifient d'une façon différente, *quoique conduites par les mêmes fibres nerveuses*, les éléments de la moelle épinière. (*Dictionnaire encyclopédique des sciences médicales*, article Moelle, 2e série, tome VIII, page 423.)

ques, de quelque nature qu'ils soient, les présentent à tous les degrés. Les affections chroniques des viscères abdominaux et thoraciques, déterminent un sentiment de cuisson pénible, que l'on observe chez certains hypochondriaques (1). Les personnes d'un tempérament nerveux, ont déjà à l'état normal des bouffées de chaleur qui leur montent à la tête, mais chez les mélancoliques, chez les hypochondriaques, ce symptôme se répète fréquemment et pour ainsi dire à chaque sensation, à chaque émotion, dans la période prodromique ou hyperesthésique de l'affection. Les femmes y semblent plus prédisposées que les hommes. Il est à remarquer toutefois que ce symptôme alterne ordinairement avec une frilosité très-notable, mais ici encore les affections mélancoliques ne sont pas favorisées, car toutes les émotions morales, dans l'état de santé ordinaire, les produisent également chez les névropathiques non délirants.

III. *Sensations électriques.*

Il est hors de doute que l'organisme ne soit le siége d'une électricité statique qui puisse dans certaines circonstances se manifester dynamiquement, témoins les courants électriques qui se révèlent dans la peau couverte de sueur, la langue, les muqueuses bucco-stomacales, quand on les met en contact avec un galvanomètre. Ces phénomènes sont évidemment dus aux réactions chimiques qui se passent dans ces organes; mais on sait qu'en outre, l'activité physiologique des nerfs et des muscles les développe également; ce qui avait eu le don de tellement captiver l'attention des physiologistes, que bon nombre d'entre eux, M. Dubois-Reymond entre autres, identifièrent longtemps la force nerveuse avec une force purement électrique. Cette erreur fut, au reste, de courte durée, grâce aux travaux de Mat-

(1) Legrand, *loco citato*, p. 134, 252, 254.

tenci ; en effet, la question semble tranchée d'après ces paroles du célèbre physiologiste de Florence :

Il y a entre l'agent nerveux et le courant électrique, cette relation, ou plutôt cette corrélation qui existe entre toutes les grandes forces de la nature; une de ces forces dans certaines conditions déterminées peut produire l'autre, et se transformer en cette autre, ou c'est, vice-versa, *cette seconde qui dans d'autres conditions se transforme et produit la première.* De là à concilier les théories physiologiques avec les données physiques, il n'y avait qu'un pas ; cependant, ce n'est que dans ces derniers temps que l'expression de force thermo-électrique a été appliquée à la force nerveuse par M. Garrod (dans le *Journal of anatomy and physiology*, nº 12) (1).

Pour cet auteur, la force nerveuse dériverait de la différence qui existe entre la température de la surface du corps et celle de l'intérieur. Appliquée à la sensibilité générale, telle que nous l'entendons, cette théorie est parfaite, mais relativement à la sensibilité spéciale, elle est en dessous de la réalité. Toutefois, telle qu'elle est émise, la théorie de M. Garrod corrobore notre manière de voir. Seulement nous ajouterons que, non-seulement les vicissitudes thermo-électriques du milieu ambiant retentiront toujours sur l'équilibre thermo-électrique des nerfs, mais qu'en outre des variations de température survenues dans les milieux internes, pourront aussi développer des phénomènes électriques, ou plutôt se transformer en phénomènes électriques.

Il est vrai que ce genre de trouble siégeant exclusivement dans la sensibilité musculaire, ne doit qu'être mentionné ici; d'un autre côté, les variations électriques du milieu cosmique ayant une influence générale sur la sensibilité, tout en s'exerçant directement sur la peau, trouveront mieux leur place quand nous traiterons des troubles cénesthési-

(1) Voir *Revue des sciences médicales*, tome IV, 2ᵉ fascicule, p. 432.

ques, produits par les vicissitudes météorologiques et magnétiques.

TROUBLES DE LA SENSIBILITÉ GÉNÉRALE INTERNE.

A. *De la sensibilité musculaire.*

Si l'hypothèse d'un sens musculaire paraît devoir être rejetée au dire des physiologistes qui font actuellement autorité, il n'en est aucun néanmoins qui refuse la sensibilité au tissu musculaire, et cette sensibilité offre bien les caractères que nous avons reconnus à la sensibilité générale. Le degré de mobilité des corps, d'où dépend leur résistance et leur pesanteur, est directement apprécié par la sensibilité musculaire, la peau n'ayant fourni à cet égard qu'une sensation de contact pur et simple.

La température des corps extérieurs est appréciée par les terminaisons nerveuses de la surface cutanée, et celles qui prennent naissance dans les fibres musculaires n'interviennent qu'indirectement dans les sensations de cette espèce. Toutefois, si l'on réfléchit à la certitude désormais acquise par les travaux de Claude Bernard, que les modifications chimiques dont le tissu musculaire est le siége, constituent la source primordiale et prépondérante de la température interne, on comprendra facilement que les impressions de l'état thermique des organes internes prennent pour arriver au *sensorium* le canal des fibres sensitives musculaires. De plus, s'il était permis de hasarder une hypothèse sur le mécanisme de ces sensations, nous pencherions à établir la suivante, basée du reste sur ce qui a été précédemment dit des sensations en général. Une sensation ne naît qu'à l'occasion d'une différence entre un état extérieur et l'état habituel de l'organisme ; ce dernier est donc nécessairement le point de départ ou de comparaison; c'est, comme il a été déjà rappelé à satiété, le fonds général sur lequel viendra trancher une situation transitoire dont la perception constituera la sensation. Mais ce fonds lui-même est un composé de sensations provenues de tous les points de l'organisme, dont la cohésion est si grande, la régularité si parfaite, et les différences si minimes, que l'état de conscience (cénesthésie), qui en résulte, est naturellement faible. Cependant il existe indubitablement ; et, dans le cas spécial qui nous occupe, on peut inférer que la conscience de l'état moyen de température de l'organisme s'établit par l'apport des impressions puisées aux sources mêmes de chaleur, c'est-à-dire dans les muscles, et que cet apport ne peut se faire que par les fibres nerveuses émergentes de ces tissus.

Ceci admis, il est facile de comprendre les sensations produites par l'application d'un corps froid ou chaud sur la surface cutanée : les fibres nerveuses afférentes contenues dans l'épaisseur du derme se mettent en équilibre de température avec le corps tangent, ce mouvement calorique se fait sans obstacle jusqu'au premier centre ganglionnaire, où les fibres qui l'ont propagé s'unissent aux filets musculaires et opèrent ainsi la fusion des deux états thermiques en une résultante, qui par diffusion s'élève jusqu'aux centres perceptifs, et réalise la sensation par contraste avec les états antérieurs. Certes, ces hypothèses ne trouveront pas crédit auprès de tous ceux qui liront ces lignes ; cependant elles ont le mérite de s'appuyer sur des données admises.

En terminant le chapitre précédent nous faisions remarquer que la chaleur développée par les réactions chimiques du tissu musculaire pouvait se transformer en un phénomène électrique ; c'est ce qui donne la clef de ces sensations ressenties parfois à l'état normal, mais plus fréquemment dans les affections hypochondriaques, et qui sont pour ainsi dire caractéristiques du délire des persécutions (1), et que la

(1) Voir Legrand du Saulle, *loco citato*, pages 29, 34, 81, 82,

luxuriante prolixité des malades n'est jamais parvenue à définir autrement qu'en les comparant à elles-mêmes, c'est-à-dire à des *secousses électriques*.

Les sensations fournies par les nerfs sensitifs des muscles réunissent donc bien les conditions requises pour être des sensations générales. Mais ne peuvent-elles être que telles, et en ce cas les considérations qui précèdent suffisent-elles à établir ce fait ? Non évidemment, et cela nous oblige à de nouvelles explications ; explications inévitables, cependant, pour éviter le reproche d'avoir voulu scinder dans ses éléments un tout qui devait rester indistinct. En effet, si le *sens musculaire* existe comme tel, c'est-à-dire constitué par un foyer spécial de perceptions pour les sensations musculaires, et de plus par des fibres nerveuses centripètes, spéciales aussi, mettant les muscles en rapport avec l'organe central de ce sens, il est illusoire de persévérer dans la voie où nous sommes entré. Heureusement nous pouvons être bref et faire abstraction des vues personnelles dont le crédit serait contestable, et nous appuyer sur de solides étais.

Il n'existe pas, dit M. Vulpian, *de sensations musculaires spéciales qu'on puisse rapporter à un sens spécial, le sens musculaire des auteurs. La sensation complexe du mouvement exécuté a pour cause provocatrice ordinaire l'ensemble des impressions produites par le déplacement de la partie que les muscles entraînent dans telle ou telle direction.*

Le célèbre physiologiste développe cette opinion à laquelle nous nous rangeons complétement, de manière à ne plus laisser prise au doute : entre autres considérations il émet celle-ci : « Il n'est pas certain que les animaux éprouvent une sensation de contraction musculaire, les informant du changement que la contraction engendre dans les muscles. » M. Vulpian aurait pu dire sans dépasser les bornes de la

---

90, 127, 176, 188, 205, 219, 222, 292, 223, 252, 254, 259, 253 et Brachet, *loco citato*, page 8.

vérité, qu'il est même certain que les animaux n'ont aucune sensation de cette espèce, car si le fait est invérifiable sur l'animal, n'allez pas loin chercher une preuve; prenez un enfant, et sans grande difficulté vous acquerrez la certitude que loin d'avoir conscience d'une contraction musculaire, ou même d'un mouvement quelconque se produisant dans les masses charnues, c'est uniquement aux articulations qu'il localisera la sensation de déplacement du membre, dont l'habitude et l'intervention de la vue seules lui apprendront à connaître l'étendue.

Le sens de force, ou sens musculaire, procède donc d'une opération psychique, ainsi que l'avance Bernhardt (1); mais contrairement à son assertion, nous pensons que les impressions sensitives nées des parties molles qui avoisinent les muscles ne contribuent pas seulement à compléter la notion fournie par le sensorium, mais en sont au contraire la base. Nous confondons ainsi en un tout indistinct nos sensations et nos jugements, au point de ne plus les discerner les uns des autres dans la pratique, mais en réalité la sensation totale est loin d'être simple. Empruntons pour le prouver un exemple au célèbre professeur Huxley, de Londres (2) : Le fait de promener, les yeux étant fermés, un doigt sur une table, donne la sensation d'une surface dure et plate qui paraît bien simple, mais qui en réalité est un état complexe de sensation, composé :

a. De sensations simples de contact fournies par la peau.

b. De sensations simples musculaires de deux genres, l'un provenant de la résistance de la table, l'autre des mouvements des muscles qui meuvent le doigt.

c. Des idées de l'ordre dans lequel ces sensations simples se succèdent.

d. De comparaisons entre ces sensations et leur ordre

---

(1) Voir *Revue des sciences médicales*, tome I, page 61.

(2) *Leçons de psychologie*, traduites par le Dr Dally, page 264.

avec le souvenir des sensations analogues semblablement coordonnées qui auraient été perçues antérieurement.

e. Du souvenir des impressions d'étendue, de surface plate, etc., faites sur l'organe de la vue quand ces sensations antérieures, tactiles et musculaires, étaient perçues.

De telle sorte, ajoute Huxley, que dans cet exemple les seules sensations simples (générales, dirions-nous en outre) sont celles de contact et d'action musculaire. La plus grande partie de ce que nous appelons la sensation est une masse complexe d'idées, de jugements actuels et de souvenirs.

Aussi, pénétré de l'exactitude de cette dernière considération, ne pouvons-nous accorder crédit à l'opinion de M. Axenfeld (1) qui cite d'après Jaccoud, comme preuve patente de l'existence du sens musculaire, *le larynx dont les muscles donnent au chanteur, avec une étonnante précision, la mesure de la tension que leurs contractions variables impriment aux lèvres de la glotte*. Il en est de même de l'exemple cité par Spring (2); si l'aveugle s'aperçoit qu'il monte ou descend un plan incliné, c'est par suite du sentiment complexe de l'équilibre, qui résulte, il est vrai, de la sensibilité musculaire, mais ne milite nullement en faveur de l'existence d'un *sens* musculaire.

Du reste, les impressions qui prennent naissance dans les muscles ne peuvent déterminer que des états de conscience bien faibles, car si la différence dans la position d'un membre, à deux moments donnés, est grande, si le déplacement est très-appréciable, il ne faut pas perdre de vue que ce résultat n'a été atteint qu'à la suite d'une série d'états intermédiaires qui en ont détruit la portée. C'est ce qu'Herbert Spencer a eu soin de noter avec cette précision qui caractérise toutes ses œuvres : *Dans les états de conscience*

(1) *Dictionnaire encyclopédique des sciences médicales*, p. 64 du tome VII.

(2) *Loco citato*, p. 309, tome I.

qui accompagnent les actions musculaires, la cohésion est cachée comme la limitation. La difficulté d'observer les limitations mutuelles des sensations musculaires est due à ce fait, que chaque muscle ou série de muscles, passe de l'état de repos à l'état d'action, et de l'état d'action à l'état de repos, par des gradations qui occupent un temps appréciable, et que conséquemment l'état de conscience qui accompagne, au lieu de commencer et de finir brusquement, s'affaiblit et s'évanouit aux deux extrémités (1).

Si les sensations musculaires sont peu remarquées, il est naturel qu'elles excitent peu l'activité psychique, et c'est ce qui achève de leur donner les caractères que nous avons attribués aux sensations générales. Cependant, il est juste de remarquer que les sensations de l'espèce sont plus fécondes en perceptions normales que les sensations simples fournies par la peau. Il est inutile de les énumérer ici, puisqu'elles se présenteront naturellement dans l'étude des troubles afférents à cette partie de la sensibilité générale.

I. *De la fatigue.*

Le sentiment de fatigue, qui naît à la suite de l'exercice ou du travail, ne doit pas être confondu avec le sentiment de lassitude morbide se faisant sentir indépendamment de tout travail musculaire et qui doit seul nous occuper ici. Ce qui les différencie au reste complétement, c'est que la fatigue normale est suivie d'un certain plaisir procuré par le repos, tandis que la lassitude morbide est constamment unie au malaise et à la tristesse ; aussi est-elle fréquente dans les affections mélancoliques ; il serait plus juste de dire dans les maladies en général, car ce qui la provoque est nécessairement un trouble dans les phénomènes physico-chimiques auxquels on a donné le nom d'oxydation, de respiration

(1) Herbert Spencer, *Psychologie.*

musculaire, et déterminant par suite une altération du sang et la compromission de la santé.

On sait jusqu'où va le sentiment de fatigue chez certains hypochondriaques ou mélancoliques, qui les tient confinés au lit parfois pendant des mois, des années mêmes.

II. *Hypesthésie musculaire.*

La sensibilité musculaire peut nécessairement s'exalter, mais cet état est propre aux affections maniaques et ne doit point nous arrêter. Chez les mélancoliques, elle s'affaiblit au contraire jusqu'à faire perdre la notion de l'existence des membres, ou de certaines autres parties du corps. Les cas de cette espèce sont trop communs pour qu'il faille les rapporter, mais quand l'hypesthésie musculaire envahit toute une moitié du corps, il se produit une illusion sur laquelle nous croyons devoir insister par un exemple : Mlle Marie S..., âgée de 19 ans, d'un tempérament nerveux, fille de parents névrosiques, élevée dans un milieu où les idées mystiques tenaient lieu de raisonnement, eut vers l'époque de sa puberté de légères crises hystériques qui cédèrent à un traitement tonique, sans cependant disparaître complétement. Un événement tragique dont elle fut témoin, amena une perturbation d'autant plus grande que le sujet était plus préparé à la subir, et c'est au milieu d'accès convulsifs alternant avec des explosions délirantes, dont les idées tristes et terrifiantes formaient le fond, qu'elle fut amenée à l'asile. Les nuits surtout étaient pénibles, la malade dormait peu et pendant de longues heures d'insomnie se lamentait et prétendait sentir à côté d'elle, du côté droit, le cadavre de l'homme qu'elle avait vu mourir sous ses yeux; elle ne le voyait pas, mais le sentait se confondre avec son propre corps, et à chaque instant elle soulevait les couvertures de son lit pour contrôler cette sensation.

Notre attention ayant été appelée par ce fait, nous examinâmes attentivement la malade, et le résultat de nos invesligations fut que Mlle S..., était hémianesthésique, ce qui n'avait rien de bien étonnant, puisque l'état hystérique était formel, et que cette forme pathologique lui est particulière. Cet affaiblissement de la sensibilité ne se bornait pas à la surface tégumentaire, il atteignait également et plus fortement les fibres sensibles des muscles, ce qui fut constaté par l'application de courants électriques qui permirent de faire contracter assez violemment les muscles sans éveiller autre chose qu'un sentiment confus de chaleur et de fourmillement.

Nous nous sommes demandé depuis, si ce n'était pas plutôt l'anesthésie musculaire que l'anesthésie cutanée qui provoquait ces troubles dans le sentiment de l'individualité; notre conclusion fut d'autant plus affirmative que la comparaison avec des anesthésies cutanées franches, nous prouva que c'était plutôt l'inverse qui se produisait : les malades, loin de confondre les objets extérieurs avec leurs propres personnes, sont plutôt disposés à en nier l'existence.

Dans les mélancolies avec stupeur, la sensibilité musculaire est également diminuée ; c'est ce qui donne aux mouvements leur raideur automatique et permet aux malades de conserver pendant longtemps des positions qui amèneraient une fatigue et de grands efforts à l'état normal.

III. *Des douleurs musculaires.*

Certains auteurs ont nié que la douleur eût pour siége la substance musculaire elle-même, ou plutôt les nerfs qui en émergent; mais comme cette opinion est connexe à celle qui niait la sensibilité aux muscles, nous y reviendrons d'autant moins que la pathologie a tranché la question en révélant un état hyperesthésique des muscles, dans les rhumatismes et les fièvres.

Les névroses hystériques et hypochondriaques en offrent

de fréquents exemples qui ont été mis en relief par MM. Briquet (1) et Brachet (2).

La douleur bien connue sous le nom de crampe est une sensation moins simple que la myalgie ordinaire, il s'y mêle en effet des éléments de connaissance plus précise; ainsi la forme du muscle contracturé, son degré de tension en dérivent naturellement. Cela confirme ce que nous avons maintes fois repété, que les sensations générales n'excitent par elles-mêmes que très-peu l'activité psychique, mais que celle-ci en revanche, s'éveille et s'exalte même à l'occasion des troubles de ces sortes de sensations (3).

Les crampes aux mollets s'observent chez les femmes mélancoliques principalement pendant la grossesse ou lorsqu'il y a un développement anormal d'un organe abdominal, ce qui s'explique par la compression des vaisseaux du bassin.

Les muscles de la nuque sont parfois le siége de crampes de courte durée et que les malades interprètent comme des coups qui leur ont été portés. J'ai eu l'occasion d'observer ce fait chez un jeune délirant par persécution, qui dans ses promenades solitaires, s'arrêtait parfois brusquement et se retournait vivement comme pour chercher une personne qui eût été proche. On fit peu d'attention à ce fait qui paraissait s'expliquer tout naturellement par les hallucinations de l'ouïe; cependant dans la suite, j'acquis la certitude que ces derniers troubles y étaient étrangers. Le malade me raconta, en effet, qu'il recevait des coups à la nuque, aux mollets, dans les reins, qui lui étaient donnés par les êtres invisibles qui s'acharnaient à sa poursuite.

D'autres fois ces contractions spasmodiques se répandent

(1) Briquet, *Traité de l'hystérie*.

(2) Brachet, *De l'hypochondrie*.

(3) Ce sont des sensations anormales de ce genre qui font croire aux malades qu'ils ont des animaux rampant ou courant sous leur peau.

dans tout le corps, et sautent d'un muscle à l'autre sans cependant arriver à tétaniser le muscle comme dans la crampe ordinaire ; les hypochondriaques et surtout les délirants par persécution les attribuent à des courants électriques qui leur travaillent les membres, selon l'expression employée par l'un d'eux. Un malade, Emile G..., atteint d'un délire systématisé, avec idées de grandeur et de persécution, était affecté d'un tic douloureux à la face et de douleurs névralgiques dans les nerfs de la 5° paire, et il les attribuait à des décharges électriques que ses ennemis lui envoyaient à distance.

Les oscillations musculaires, qui sont en définitive des degrés inférieurs de la crampe, sont très-communes chez les hypochondriaques (1) et chez les hystériques (malades qui ont du reste entre eux de nombreuses analogies).

Nous ne parlons pas de ces troubles qui arrivent à la suite d'une altération organique, soit du muscle lui-même, soit des centres nerveux, mais bien de ceux qui surviennent idiopathiquement dans les fibres nerveuses, quand la respiration musculaire est affaiblie, ou sous l'influence des changements brusques de l'état électrique de l'atmosphère (2).

Il en est de même des tressaillements douloureux ou non, particuliers, à l'état normal, au tempérament nerveux et pathologiquement, aux diathèses hypochondriaques et hystériques, qui peuvent aller depuis les oscillations jusqu'aux soubresauts (3) et se confondre avec les symptômes précédem-

---

(1) Voir Legrand du Saulle, *loco citato*, p. 188, 244.

(2) Frieberg, *Pathologie and Thrapie der Muskellach-Mung*.

(3) Quand le tressaillement musculaire est limité à un faisceau musculaire, ou à quelques fibres seulement, il produit ces sensations de replation si communes aux affections hypochondriaques. Il est à remarquer que ces sensations n'ont ordinairement une portée aux yeux du malade, que lorsqu'elles se localisent entre peau et chair, et qu'il s'y mêle par consé-

ment énumérés, quand ils siégent dans des muscles isolés ou même dans les masses musculaires d'un membre ; mais il y a en outre un tressaillement général envahissant tout le corps, qui procède également du tempérament nerveux mais se remarque principalement chez les hypochondriaques, mélancoliques, persécutés, par la raison bien simple que ces personnes sont plus accessibles à la crainte, au découragement, à la joie, aux espérances, en un mot, offrent une mobilité caractéristique dans la sensibilité morale, et que ces changements ont comme signe physique, le tressaillement. Ce n'est pour ainsi dire que la reproduction plus rapide et fréquente de ce qui se passe à l'état normal chez les personnes nerveuses et à imagination exaltée ; l'effet est le même, la cause seule étant amoindrie doit se rencontrer plus fréquemment.

Mais chez les malades qui nous occupent, ce tressaillement normal sort facilement de ses limites pour devenir tremblement et frisson, et cela principalement chez les hommes hypochondriaques et les femmes hystériques (1).

Nous devrions peut-être parler ici des troubles musculaires propres à cette variété de délire mélancolique si bien décrite par Morel sous le nom de *délire des gémisseurs*, mais ce qui nous engage à les passer sous silence c'est qu'ils constituent en somme un trouble purement *moteur*, sans autre sensation que la sensation normale d'activité musculaire dépendant du mouvement exécuté, tandis que dans les symptômes mentionnés jusqu'ici, les troubles portaient principalement sur les sensations accompagnant, sinon précédant, les manifestations motrices. Aussi les considérons-nous comme rentrant dans la catégorie des troubles de la

---

quent une sensation de contact recueillie par les papilles nerveuses de la face interne du derme ; voir L. du Saulle, *loco citato*.

(1) Brachet, *loc. cit.*, pages 8, 95, et 150.

sensibilité musculaire ; et il en sera de même des altérations qui se produisent dans le *sentiment de stabilité* (1) parce que, si le mécanisme qui préside à l'équilibre du corps exige avant tout l'existence de fibres motrices, et de points de résistance dont l'action se combine, il suppose en outre l'existence de fibres sensibles qui de tous les points de ces appareils se rendent au centre cénesthésique où se règlent instinctivement les rapports entre les sensations et les mouvements, et où le mouvement nerveux ascensionnel se répercute, se réfléchit dans les fibres motrices. La cénesthésie, le sentiment cénesthésique est déterminé en grande partie par les sensations musculaires, par l'état des fibres musculaires répandues non-seulement dans les masses charnues, mais aussi dans tous les organes du corps ; c'est en somme le résultat des modifications physico-chimiques ayant ces parties pour siége, qui donne à l'ensemble de l'organisme ce degré de vitalité qui influence en bien ou en mal l'état moral de l'individu et qui pèse d'un poids si lourd dans la balance des actes et des pensées (2).

(1) Brachet cite une observation de ce genre, p. 50.

(2) Après avoir parlé des douleurs musculaires en général, nous croyons inutile de rappeler les différentes parties où elles se localisent ; car chacun sait combien la rachialgie, par exemple, est fréquente chez les hypochondriaques et certaines hystériques, et dans le début des affections mélancoliques qui surviennent chez des sujets épuisés par des efforts, des fatigues de corps ou d'esprit ; chaque fois, enfin qu'une certaine susceptibilité nerveuse coïncide avec un affaiblissement des forces physiques. Mais après avoir mentionné cet accident, nous ne pourrions en rien dire de plus qui ne fût la répétition des considérations précédentes. Il en est de même des douleurs vagues qui se produisent dans les membres à la suite des mouvements émotifs ou passionnels, et qui s'observent également dans les affections hypochondriaques. Citons encore les douleurs articulaires comme se rattachant aux organes du mouvement, et parmi ces douleurs, la coxalgie qui s'observe chez les femmes mélancoliques, ainsi que la gonalgie.

IV. *Du vertige.*

La perte du sentiment d'équilibre, qu'elle provienne du mouvement du corps lui-même, ou de celui des objets extérieurs est, dans ses divers degrés, une altération de la sensibilité musculaire, et se désigne sous le nom de vertige. Déterminé physiologiquement par la chute d'un lieu élevé, par l'entraînement rapide du corps dans un sens déterminé ou par la rotation, il apparaît encore comme effet subjectif, et crée cette impression pénible ressentie par certains mélancoliques et hypochondriaques et que la nosologie mentale classe sous le nom d'agoraphobie, quoique l'étymologie de cette désignation ne réponde qu'imparfaitement à la chose qu'elle prétend définir. D'autant plus que l'esprit ne saisit pas parfaitement la part qui revient dans cet état pathologique aux sensations visuelles et tactiles, et celle qui résulte de l'altération de la sensibilité musculaire (1). Pour s'en faire une idée plus exacte, il suffit de se remémorer la sensation que chacun a ressentie au début du sommeil, dans cet état intermédiaire si bien décrit par Moreau de Tours, véritable vertige qui n'emprunte rien aux sens de la vue et du toucher, ni aux mouvements des objets extérieurs, si ce n'est peut-être sous forme de souvenir. Mais nous l'avons dit maintes fois, si théoriquement il est permis de scinder les divers états de l'âme et leurs rapports avec les impressions physiques qui les occasionnent, la nature des faits, leur filiation, leur cohésion réelle s'opposent à poursuivre cette analyse dans la réalité. Aussi ne suivrons-nous pas les auteurs dans les différentes spécifica-

(1) Brachet, p. 80, relate le cas d'un hypochondriaque qui ne pouvait se soulever de son lit sans éprouver une sensation de chute imminente. Cette situation engendra un véritable état mélancolique, sans idées délirantes, mais qui ne céda qu'après un long traitement.

tions qu'ils se sont crus autorisés à faire dans l'étude du vertige, d'autant plus que l'intervention des sens spéciaux, de la vue surtout, nous empêcherait de discerner ce qui les rattache à la sensibilité musculaire.

Les sujets à tempérament nerveux ou débilités, chez qui se développent d'ordinaire les préoccupations hypochondriaques, dégénérant en délire mélancolique, ressentent, même à l'état normal, sous l'empire des émotions morales, ce sentiment de perte d'équilibre qui est parfois poussé jusqu'à la syncope; et comme ces accidents se reproduisent particulièrement dans la station verticale, les malades qui en souffrent, s'accroupissent dans un coin, s'étançonnent, s'il est permis de s'exprimer ainsi, ou affectionnent le séjour au lit. Quiconque a pratiqué dans un asile d'aliénés a pu être témoin de ces faits dont la fréquence est telle qu'il y aurait scrupule à en relater des exemples.

Il faut cependant noter que le vertige ne participe pas exclusivement de la sensibilité musculaire, même abstraction faite des sensations spéciales; il s'accompagne fréquemment de troubles gastriques, de nausées et de troubles circulatoires, et nous ne nous croyons pas autorisé par les données de notre propre expérience, ni par les relations des auteurs, à affirmer que ces états dépendent de l'état des fibres musculaires formant la trame des organes digestifs ou circulatoires, bien qu'il n'y eût rien d'irrationnel à adopter cette manière de voir. Seulement, nous tenons à éviter un reproche, celui de vouloir, à l'aide de spéculations plus ou moins ingénieuses, trancher des questions dont la solution demande plus de temps et plus de réflexion, et a été vainement tentée par de plus compétents, tels que Purkinge, Henle, Hasse. Quant à la cause déterminante du vertige, il n'y a pas de doute que ce ne soit une altération de la circulation cérébrale, s'irradiant dans les centres vasomoteurs échelonnés dans la moelle, et se réfléchissant sur les fibres musculaires. Mais encore une fois, avouons que nous ignorons si les phénomènes anormaux dont ces organes sont le siége dans les états anémiques (où le vertige est si fréquent) n'en sont pas la cause première. L'enchaînement et la solidarité fonctionnelle de tous les agents dont l'activité respective concourt à déterminer la vie, ne permet pas de se lancer plus avant dans la voie des hypothèses.

Il faut ranger parmi les variétés de vertige les sensations particulières à certaines malades hystéro-mélancoliques qui se croient soulevées et entraînées (1), état qu'il ne faut pas confondre avec la propulsion et la saltation, dans lesquelles il y a un mouvement réel de translation du corps; nous voulons parler de ce sentiment subjectif qui naît dans l'état de repos complet, et surtout dans le décubitus dorsal. Nous possédons deux observations de ce genre de trouble; malheureusement le sujet de la première était atteint d'accès hystéro-épileptiques, ce qui ne permet pas des conclusions bien formelles. Il s'agit d'une jeune fille de 12 à 13 ans, de constitution assez forte, fille d'une mère névropathique et d'un père ivrogne, qui fut amenée à notre asile à la suite d'accès convulsifs répétés, ayant occasionné un délire calme, où les idées tristes prédominaient, et qui pendant le jour, surtout au lit, où elle dut séjourner pour une affection incidente légère, se sentait soulevée et entraînée; son imagination maladive eut bientôt donné un corps à ces illusions, et tantôt c'était la vierge, tantôt le démon qui étaient en cause, ce qui faisait passer la jeune malade par des alternatives de béatitude et de chagrin.

La seconde malade est une jeune américaine, Delphine

(1) Peut-être vaudrait-il mieux les comprendre dans les symptômes cataleptiques, puisqu'ils sont en réalité voisins des états de ravissement et d'extase; mais ce qui nous a paru militer en faveur du contraire, c'est que chez les malades qui font l'objet de ces deux observations, il n'y avait aucune trace d'insensibilité ni d'immobilité cataleptique.

B..., revenue en France après une traversée pénible de six mois sur un navire voilier, pendant laquelle elle eut à souffrir non-seulement des intempéries, mais encore fut en butte à de grossiers manques d'égards des gens de l'équipage, et qui, arrivée à Marseille, où elle croyait trouver une parente qui lui eût donné asile et protection, se trouva, par la mort inopinée de celle-ci, jetée dans un isolement qui acheva de troubler une raison déjà chancelante. Après avoir traversé la France sans s'y arrêter, elle parvint pendant la nuit à Mons... La police la recueillit vers le matin, au moment où elle adressait des stances au soleil qui se levait. Conduite à notre asile, elle y révéla un délire mélancolique assez systématisé, et offrant cette particularité que, vers le soir, en se mettant au lit, et avant que toute apparence de sommeil ne survînt, la malade chantait un air plus ou moins cadencé, une berceuse, en prétendant se trouver à bord du vaisseau qui l'avait amenée et en sentir les balancements. Depuis six mois que cette malade est en traitement, la chanson a cessé, mais les sensations vertigineuses subsistent toujours.

V. *Symptômes cataleptiques*

Il semblera peut-être étonnant que nous parlions des états cataleptiques comme dépendant de la sensibilité musculaire, quand ils passent généralement comme de purs troubles moteurs; deux raisons nous déterminent à agir ainsi; la première est que non-seulement l'état cataleptique se produit comme trouble de la motilité, c'est le côté objectif, appréciable par l'observateur; mais il en a un second tout subjectif, bien réel même, si l'on se rappelle que l'activité intellectuelle est ordinairement intacte, et que les malades en proie à une anxiété bien compréhensible sont dans l'impuissance souvent complète d'en manifester l'expression.

La seconde raison, c'est qu'il n'est nullement démontré

que les crises cataleptiques atteignent d'abord ce maximum auquel nous les apprécions ; tout fait supposer au contraire qu'elles sont précédées d'une altération de la sensibilité. N'est-ce pas en effet dans les affections morales (cénesthésiques, dirions-nous volontiers) développées par une éducation où tout a tendu à l'exaltation de la sensibilité, contrainte morale, terreurs religieuses, vie contemplative, ascétisme inconsidéré, que se montrent les cas les plus fréquents de catalepsie.

Les recherches de Bourdin, dans son traité de la catalepsie démontrent en outre, que les passions tristes, l'amour contrarié, les excès de veille, l'onanisme, c'est-à-dire toutes les causes de mélancolie et d'hypochondrie, sont également causes prédisposantes ou efficientes de catalepsie (1). Du reste les grandes douleurs, qu'elles aient pour cause les réalités de la vie, ou les illusions du délire, ont une sobriété d'expression extérieure qui en double l'acuïté. Nous nous souviendrons toujours de l'impression de sympathie douloureuse que nous causait la vue d'une jeune fille, en proie à une immobilité presque complète, revenant périodiquement et durant environ deux ou trois jours, et même davantage, pendant lesquels aucune nourriture n'était absorbée, et dont les pleurs silencieux trahissaient l'anxiété morale. Revenue à elle, la malade faisait le récit imagé de ses douleurs contenues.

---

(1) M. Lasègue rattache exclusivement la catalepsie à l'hystérie ; cependant à moins d'admettre que cette dernière affection n'est pas exclusive aux femmes, il faut reconnaître que certains hommes hypochondriaques offrent des symptomes cataleptiques très-marqués. A la vérité l'état hypochondriaque chez les hommes et l'état hystérique des femmes, ont de telles analogies, qu'il suffit de lire les traités spéciaux qui ont été écrits sur ces états pathologiques, pour se convaincre que la confusion est non-seulement possible, mais parfois acceptable.

Il est juste de reconnaître que dans le cas précédent il n'y avait pas catalepsie réelle, mais plutôt extase, sans toutefois ce ravissement, cette céleste folie, dont sainte Thérèse nous a laissé une si frappante description.

Ce n'était pas la stupeur non plus, mais un mélange auquel nous ne saurions donner un nom bien correct; toutefois ce qui nous engage à ranger cet état parmi les troubles de la sensibilité musculaire, c'est que bien qu'il n'y eut pas anesthésie cutanée, la malade ne sentait jamais que le contact, quelle que fut la pression exercée, et que de plus elle sentait s'affaiblir graduellement la chaleur interne.

Quoi qu'il en soit, que les troubles cataleptiques ou cataleptiformes ressortent exclusivement des fonctions motrices ou participent des troubles de la sensibilité, il est constant que les mélancoliques, surtout ceux atteints de mélancolie passive, sont fréquemment saisis d'immobilité passagère ou constante, ainsi qu'il résulte des observations citées par MM. Lasègue (1) et Dagonet. Ajoutons encore que pour les partisans de l'existence chez l'homme des centres kinésodiques de Setschenow, tels que Frèse (2), dont la pensée a été reproduite par Erlenmeyer, la mélancolie et la catalepsie auraient la même raison d'être ; mais nous nous sommes montré jusqu'ici trop peu disposé à accueillir toutes ces ocalisations nées des besoins dans l'interprétation des phénomènes dont l'organisme est le théâtre, pour recourir à de semblables arguments. Nous préférons laisser notre pensée et nos explications un peu indécises, que d'en essayer la justification aux prix d'hypothèses par trop hasardées.

Nous terminons ici l'étude des troubles de la sensibilité musculaire, bien que nous n'ayons pas mentionné tous ceux qui siégent dans les fibres musculaires de différents organes, mais afin de ne pas trop généraliser, nous les ferons

(1) *Archives générales de médecine*, 1865, tome VI.
(2) *Annales médico-psychologiques*, 1873, tome I, p. 321.

rentrer dans ceux qui affectent les appareils qu'ils concourent à former.

B. *Des troubles de la sensibilité générale localisés dans les organes de l'appareil nutritif.*

I. *Symptômes buccaux, pharyngiens, etc.*

L'affaiblissement de la sensibilité buccale s'observe chez les mélancoliques avec stupeur, et contribue à déterminer l'indifférence pour les aliments ; elle s'accompagne naturellement d'obtusion du sens gustatif. Quand il y a anesthésie, celle-ci s'étend aux muscles pharyngiens et favorise encore plus les tendances sitophobes des malades, comme nous aurons plus loin l'occasion d'en fournir un exemple à propos de l'anesthésie pharyngienne.

Signalons encore, comme particulière aux affections mélancoliques, quoique rarement observée, la stomalgie soit isolée, soit liée aux tics douloureux de la face, et dont une de nos malades, Emilie G..., présentait le symptôme, uni à une sputation très-abondante.

Ces anomalies servaient, chez elle, de base à un délire de persécutions des mieux caractérisés.

Quant aux névralgies dentaires, elles sont si fréquentes chez les personnes nerveuses qu'il est tout naturel de les rencontrer à chaque instant parmi les troubles sensibles propres aux affections mélancoliques. On peut même affirmer que les névralgies en général les compliquent tous plus ou moins.

Les dysphagies (1), si habituelles aux malades qui nous occupent spécialement dans cette étude, reconnaissent prin-

(1) Brachet, p. 76, en cite un exemple assez remarquable ; chez la malade en question, la déglutition était pour ainsi dire devenue impossible ; une forte émotion morale fut l'origine de la guérison.

cipalement pour cause déterminante, avec les troubles gastriques, la diminution de la sensibilité pharyngienne ou les douleurs qui résident dans cet organe. Cette altération de la sensibilité se propage parfois jusque dans le tiers supérieur de l'œsophage, ainsi que nous avons pu le constater chez la malade qui fait l'objet de l'observation suivante :

La femme Deflandre fut placée à l'asile pour une affection mélancolique, délire bien systématisé, s'affirmant par un refus obstiné de nourriture, sous prétexte que n'ayant plus de gosier ni d'estomac, elle était condamnée à mourir. La malade qui habitait la campagne, n'ayant reçu aucune instruction, chercha naturellement dans une intervention mystérieuse, la cause de ses maux, puisqu'il lui était impossible d'en concevoir la cause réelle. De là des terreurs continuelles, des anxiétés sans fin ni trêve, qui augmentaient à mesure que la nutrition se faisait plus défectueusement.

A son arrivée à l'asile on constata une dilatation considérable de la partie supérieure de l'œsophage, dont on s'explique l'origine par l'aveu que fit le mari de la malade, du singulier moyen employé pour alimenter celle-ci : il lui mettait, sans qu'elle opposât d'abord de résistance, des aliments dans la bouche et avec un bâton les poussait aussi loin qu'il pouvait (sic) et ce jusqu'au moment où la cavité buccale était à peu près comble. Ce système déplorable eut pour résultat de nuire considérablement à l'alimentation forcée méthodique qui fut prescrite ; les aliments s'accumulaient quand on les insinuait, soit par la bouche soit par le nez, et la sonde œsophagienne se recourbait dans la cavité anormale sans pénétrer dans la partie saine de l'œsophage.

Les seules ressources des lavements alimentaires ne purent soutenir longtemps la malade qui succomba un mois environ après son entrée à l'asile. A l'autopsie on trouva les parois de l'œsophage, à l'endroit où il était distendu, parsemées de plaques gangréneuses. Mais ce qui avait été constaté pendant la vie était plus intéressant à nos yeux, et consistait dans une anesthésie et une analgésie presque complète de la muqueuse de la langue, du voile du palais, du pharynx et de l'œsophage ; les sensations de chaleur quoique affaiblies, semblaient mieux perçues.

Nous avons déjà insisté sur la difficulté de différencier les symptômes propres à l'hystérie de ceux relevant de l'hypochondrie, chez les malades du sexe féminin ; aussi passerions-nous sous silence le sentiment de strangulation, de constrictions à la gorge, désigné sous le nom de boule hystérique par le vulgaire, et classé en pathologige sous le nom de pharyngisme, s'il n'était démontré que les hommes eux-mêmes en peuvent être atteints.

Cette sensation n'est en définitive qu'un spasme des fibres musculaires du pharynx, et pour l'expliquer chez l'homme, il n'est nullement nécessaire de recourir à une assimilation avec l'affection hystérique, doctrine que pour notre compte nous répudions complétement. Ce symptôme est plutôt propre aux états hypochondriaques, qu'aux autres affections mélancoliques, abstraction faite, bien entendu, de l'hystérie où il est pathognomonique.

Est-il utile de faire ressentir la portée que peut avoir cet incident sur le cours des délires? On conçoit sans peine tout le parti que peut en tirer un cerveau malade ; tel croit que le diable veut l'étrangler, tel autre qu'il a été pendu, etc. Nous connaissons un malade atteint de délire hypochondriaque que les spasmes pharyngiens ont conduit au suicide. Cet homme imbu d'idées religieuses attribuait ses maux à une faute légère commise dans sa jeunesse, et dont il subissait tardivement la peine ; tout alla relativement bien jusqu'au moment où les spasmes pharyngiens survenant pendant la déglutition du bol alimentaire, provoquèrent des accès de suffocation et d'anxiété extrême. Dès lors le délire s'accrut en se systématisant, et le malade alla au-devant d'une mort à laquelle il se croyait au reste prématurément voué par la colère céleste. Chose remarquable, dans les derniers temps ses idées mystiques faisaient parfois place au découragement, aux doutes, aux dénégations les plus complètes et parfois même aux imprécations.

Cela eût dû peut-être éveiller l'attention de la famille et des médecins qui le soignaient ; mais pour notre part, nous avouons n'avoir su prévoir la possibilité d'un acte dont le malade parlait souvent avec une répugnance sévère. C'est dans un moment de désespoir que le fait a dû se produire, avec d'autant plus de spontanéité que rien ne le faisait présager.

II. *Symptômes abdominaux.*

Il ne s'agit ici que des sensations générales simples, développées principalement par le déplacement des organes splanchniques plus ou moins mobiles, tels que l'estomac, les intestins, le foie ; car chez ceux, comme les reins par exemple, qui restent fixes, et ont une régularité fonctionnelle remarquable, il est naturel de ne point constater de sensations.

Les sensations abdominales sont familières à chacun et il est inutile de les décrire; mais si l'on peut en finir aussi rapidement avec les manifestations normales de la sensibilité abdominale, il faudrait s'arrêter indéfiniment pour narrer les anomalies douloureuses et les illusions dont elle peut être le siége, dans les affections mélancoliques ; les hypochondriaques surtout, réussissent à les dépeindre avec une variété de termes que nous renonçons à reproduire.

Les douleurs épigastriques et cœliaques appartiennent à ces névroses au même titre que toutes les algies et névralgies, seulement elles sont beaucoup plus fréquentes, ce dont on peut s'assurer en parcourant les monographies de MM. Brachet et Michéa.

Ces troubles partagent avec la gastrodynie et les crampes d'estomac, le monopole de compliquer presque toutes les affections où prédominent l'anémie et la chlorose. Les affections morales, les excès de veille, un régime alimentaire insuffisant, les pertes séminales trop réitérées, entretiennent ces sortes de douleurs auxquelles on peut encore joindre les névralgies intestinales, les coliques spasmodiques, tous symptômes qui ont leur cause dans un trouble de l'innervation du système du grand sympathique.

Quant aux illusions qui naissent à l'occasion des sensations internes abdominales et provoquent les interprétations les plus bizarres, il faudrait des volumes pour les énumérer, car chaque malade sait les présenter sous un aspect et avec une terminologie toujours nouveaux. Elles rentrent dans la catégorie décrite par M. Morel (1), sous le titre de : hallucinations provenant des névroses du système ganglionnaire, et ayant leur point de départ dans la perversion des fonctions des organes de la vie de nutrition. Toutefois il y a lieu de faire observer que les interprétations erronées des délirants hypochondriaques, surviennent très-souvent à l'occasion de lésions matérielles des organes splanchniques, et qu'en conséquence, elles ne peuvent être rangées parmi les hallucinations, pas plus que leurs causes ne peuvent l'être parmi les névroses ; ainsi l'aliénée qui pendant sa vie, avait prétendu sentir les mouvements d'un animal dans l'estomac et dont l'autopsie révéla un cancer de cet organe, ou cette autre dont parle Marcé, qui prenait pour un serpent l'enfant qu'elle portait dans son sein (2).

Ce fait nous remet en mémoire une idée délirante analogue, émise par une malade de notre asile, qui y ajoutait ce

(1) *Traité de médecine mentale*, p. 368.
(2) *Traité pratique des maladies mentales*, p. 273.

détail, que le serpent qu'elle avait dans le ventre avait 26 mètres de longueur; elle en décrivait les spirales, qui se rapprochaient de loin du tracé des circonvolutions intestinales.

On voit combien l'élément psychique se mêle aux sensations anormales, alors qu'il était resté presque complétement étranger aux évolutions physiologiques.

Est-il utile de multiplier les exemples de ces sortes d'aberrations que relatent tous les ouvrages sur les maladies mentales? nous y sommes d'autant moins disposé que nous aurons précisément mission de démontrer plus tard que ces symptômes, bien qu'ils entrent à titre d'élément dans le délire, et l'alimentent, n'en sont pourtant pas la cause déterminante et résument seulement les prétextes donnés à l'imagination maladive de s'exercer.

L'importance des affections hépatiques dans la production des délires mélancoliques a diminué tellement, qu'on en est arrivé à mettre en doute la possibilité d'une excitation douloureuse de la sensibilité du foie, en l'absence d'un calcul cheminant dans les voies biliaires.

Certains praticiens au contraire, tiennent un langage tout à fait différent, et parmi eux nous citerons M. Beau (1) et Fauconneau-Dufresne (2), dont nous rappellerons les paroles en avouant n'avoir pas été à même d'en contrôler l'exactitude : « L'extension que prennent les douleurs dans certaines maladies du foie, vient démontrer jusqu'à quel point les nerfs de cet organe sont susceptibles de transmettre au loin le principe névralgique..... Blanchi rapporte qu'une femme d'un tempérament bilieux, qui était sujette à des douleurs spasmodiques de la région du foie, éprouvait une exaspération de ces douleurs par une pression légère de la main sur ce viscère, et en même temps des douleurs

(1) *Archives générales de médecine.*

(2) *Union médicale*, 3 mai 1851.

sympathiques très-vives, *avec un trouble dans les idées*, phénomènes qui disparaissaient à l'instant que la pression n'avait plus lieu... L'opinion des anciens, ajoute encor ce praticien, qui rapportaient au foie plusieurs formes d'aliénation mentale, n'est sans doute pas dépourvue de fondement, car il est certain (?) qu'on a vu cette maladie alterner avec des affections hépatiques. »

Nous regrettons que l'auteur que nous venons de citer n'ait pas cru devoir, à l'appui de cette dernière opinion, reproduire les observations qui l'autorisaient à l'émettre ; nous avons vainement cherché ces preuves, mais nous admettons volontiers que les douleurs peuvent naître dans n'importe quel organe pourvu de nerfs, et ils le sont tous, et que ces douleurs ou les sensations pénibles soient l'objet d'une interprétation bizarre ; mais nous ne pouvons aller jusqu'à les croire capables de déterminer à elles seules la folie. Cette terrible affection ne s'étaie pas sur un symptôme isolé; mais tous ceux qui sont mentionnés contribuent à former le délire. Ainsi les douleurs, les fourmillements, les sensations de chaleur qui siégent aux abords de l'anus(1) et qui sont fréquentes chez nos malades, entretiennent aussi, si elles ne déterminent, leurs tendances à la morosité, et les tiennent immobiles, tapis dans un coin et se refusant à la satisfaction de certains besoins ; mais il faut remarquer que l'absence de défécation est souvent produite par une anesthésie de la muqueuse, ou des fibres musculaires. Brachet cite le ca sd'une dame chez qui les mouvements réflexes d'expulsion ne se produisaient plus, les fèces s'accumulaient dans l'ampoule rectale, et la malade avait pris l'habitude d'aller les y chercher avec ses doigts; elle avait inventé un mot nouveau pour cette singulière opération (2).

(1) Legrand du Saulle, pages 75 et 259, de son *Traité du délire des persécutions*.

(2) Nous aurons l'occasion plus loin de préciser les motifs du langage particulier et original des hypochondriaques.

Chez une malade de notre asile les chatouillements et les démangeaisons anales amenaient parfois une excitation où cette malheureuse perdait tout sentiment de pudeur; puis, quand la réaction survenait, allant parfois jusqu'à la stupeur légère, elle gémissait et se lamentait de cette persécution attribuée aux esprits malfaisants.

C. *Troubles simples localisés dans les organes respiratoires et circulatoires.*

Les sensations provoquées par les mouvements des organes de la respiration sont ordinairement faibles; parce que les variations qui se produisent dans leur rhythme, se font graduellement, et, qu'il n'y a jamais de ces revirements brusques, de ces interruptions qui seuls renforcent les sensations. Ces raisons expliquent aussi le peu de valeur des troubles qui y surviennent. Quant aux altérations sensibles provoquées par des troubles dans la fonction respiratoire, elles seront l'objet d'un examen spécial quand nous traiterons des sensations médullaires.

Pour le moment nous ne pourrions que reproduire, à l'occasion de la sensibilité des organes qui sont en jeu dans l'acte respiratoire, y compris les muscles du thorax, ce qui a été dit pour les névralgies des autres organes. Nous citerons cependant la névralgie diaphragmatique, qui devient souvent le point de départ de sensations étranges, affectant fortement le moral des malades, et que Spring considère comme une des sources principales où s'abreuve l'imagination des hypochondriaques. Cependant nous n'avons pu trouver d'observation catégorique de cette variété morbide; et chez ceux de nos malades qui présentaient des symptômes ayant quelque analogie avec ceux décrits dans la phrénonydie, il y avait en outre des douleurs sterno-thoraciques qui obscurcissaient le diagnostic différentiel. D'ailleurs nous le répétons, les symptômes pris isolément n'ont qu'une très-minime influence sur la marche des délires, et la précision n'est en conséquence ni théoriquement, ni pratiquement d'une utilité rigoureuse. D'un autre côté il peut y avoir simple coïncidence; ainsi l'angine de poitrine, qui s'est montrée parfois dans les affections mélancoliques, servira très-probablement de texte à des interprétations délirantes; mais oserait-on pour cela ranger cette affection si rare, parmi les causes de mélancolie? Le désir assez puéril d'être absolument complet pourrait seul nous déterminer à insister sur de semblables détails.

Les sensations localisées exceptionnellement ou normalement dans les organes circulatoires, tout en entrant pour une large part dans le contingent des symptômes propres aux variétés mélancoliques, ne mériteront pas une longue description.

Si dans le début, alors que la névropathie lypémaniaque ne se traduit encore que par une tendance à la tristesse, l'accélération des battements du cœur trahit l'hyperesthésie habituelle au tempérament nerveux, quelquefois aussi dans le cours de la maladie, il se produit un tel ralentissement que les pulsations cardiaques ou artérielles ne sont plus senties, ce qui pousse les malades à nier l'existence de ces organes; ce qui est néanmoins beaucoup plus commun, c'est la production de palpitations artérielles dans des parties du corps qui en étaient ordinairement indemnes; ainsi, par exemple, dans le tronc coeliaque (1), dans les artères logées dans la boîte crânienne, dans les vaisseaux abdominaux, dans la profondeur des membres. Des tiraillements douloureux accompagnent parfois ces sortes de troubles.

Nous nous abstenons de reproduire les observations qui mettraient en relief ces symptômes, nous renvoyons aux auteurs qui ont traité *in extenso* les délires mélancoliques,

---

(1) Marcé, *loco citato*, 273.

et entre autres aux monographies de Legrand du Saulle et Brachet.

D. *Symptômes localisés dans les organes génito-urinaires.*

Les sensations anormales prenant leur origine dans les organes génito-urinaires sont incomparablement plus fréquentes chez les femmes que chez les hommes; ce qui s'explique non-seulement par les fonctions que la nature leur a dévolues, mais encore par la mobilité beaucoup plus grande de leurs organes. Ainsi, l'utérus à différents degrés de prolapsus, peut occasionner des tendances mélancoliques et être l'occasion de conceptions délirantes. Une femme, dit Marcé, qui ressentait une grande pesanteur et une grande gêne dans les parties génitales, s'imagina qu'elle avait un loup dans le corps ; l'examen fit constater un prolapsus utérin, et un pessaire soigneusement appliqué fit disparaître cette illusion, bien que la malade n'ait pas guéri complétement (1). Ce qui prouve encore que le délire ne découle pas d'une source unique.

Les hypochondriaques ressentent souvent des cuissons dans les organes génitaux, ainsi que l'a constaté Brachet. La jeune américaine dont nous avons relaté l'histoire, en offrait un exemple remarquable. Elle prétendait sentir parfaitement l'introduction d'un corps chaud dans le vagin, et cette illusion, moins fréquente actuellement, avait été si multipliée pendant son long voyage en mer, qu'elle engendra un véritable délire des persécutions, dont la malade fit le récit dans une épître adressée à une autorité consulaire et que nous avons entre les mains. Nous regrettons que l'étrangeté du style ne nous permette pas de la transcrire ici.

Un malade, dont parle M. Legrand du Saulle (2), éprou-

(1) Brachet, *loco citato*, p. 43, 83.
(2) *Loco citato*, p. 244.

vait des contacts dans les parties génitales et les attribuait à son frère versé dans l'art de la magie. Une autre (1) dont les organes étaient le siége de mouvements étranges et de secousses, y voyait également la main de ses ennemis imaginaires.

Notons qu'il ne s'agit nullement ici de l'excitation génésique que nous considérons comme un trouble de sensibilité médullaire, comme une anomalie de ce besoin instinctif de volupté dont nous aurons occasion de parler plus loin, mais seulement de sensations simples de contact, de température et de secousses électriques. Aussi nous tenant dans cet ordre d'idées, devons-nous mentionner les spasmes douloureux ou non, qui ont pour siége les organes génito-urinaires, ainsi que leur hyperesthésie ou leur anesthésie, qui lorsqu'elles résident dans la muqueuse vaginale, compliquent si singulièrement les affections hypochondriaques ; mais de tels sujets sont délicats à approfondir, aussi ferons-nous à cet égard appel à l'expérience de nos lecteurs, tous médecins, qui ont sans doute été déjà pris comme confidents des étranges situations faites aux familles par le genre de troubles auxquels nous faisons allusion.

TROISIÈME PARTIE.

Des altérations de la sensibilité médullaire.

Comme il a été dit dans les prémisses de ce travail, toutes les sensations ne remontent pas jusqu'au centre supérieur de perception, toutes ne se mêlent pas et ne s'associent pas aux idées ; il en est qui, arrivées aux centres médullaires, s'y groupent, s'y fusionnent en une résultante à laquelle on donne les noms de *besoins*, d'*appétits*, d'*instincts*. En règle

(1) Brachet, *loc. cit.*, p. 252.

générale, dit Bain (1), *les sensations organiques* (c'est ainsi qu'il désigne les sensations auxquelles nous donnons le nom de médullaires) *sont très-puissantes quand elles sont présentes, et la pensée ne peut guère les reproduire quand elles sont absentes.* C'est la meilleure preuve qu'on puisse donner de leur perception dans les centres inférieurs et de leur indépendance vis-à-vis de la sphère psychique, car chacun acceptera que les souvenirs ne s'éveillent que dans le cerveau. Il est vrai que certaines idées connexes des sensations dont nous nous occupons, peuvent jusqu'à un certain point les remémorer, mais il faut de toute façon que l'organisme s'y prête, ne fût-ce qu'à un faible degré : car on essaierait vainement d'exciter les besoins, peu d'instants après leur complète satisfaction.

I. TROUBLES DU BESOIN D'ACTIVITÉ MUSCULAIRE.

Nous avons suffisamment déterminé et précisé notre manière d'envisager le sens musculaire pour qu'il faille ici prévenir que nous n'entendons pas y faire allusion. Les organes du mouvement, comme les autres organes, ne peuvent vivre et se renouveler sans fonctionner, de là un besoin inhérent à chaque appareil organique. Dans les muscles, l'inassouvissement de cette exigence physiologique crée une sensation désagréable qui peut aller jusqu'à la douleur. C'est ce qui se produit quand le repos prolongé, un trouble nutritif, ou une altération dans l'état électro-chimique des muscles, vient perturber ce que, d'après Liebig, on est convenu d'appeler respiration musculaire. On ressent alors un sentiment de gêne, de lourdeur dans les membres, puis une agitation, une inquiétude dans les jambes, selon l'expression vulgaire, qui oblige à des mou-

(1) *Les sens et l'intelligence*, p. 105.

vements et provoque la jactitation sous forme de secousses.

La cause que nous attribuons à ce symptôme, et qui réside dans une altération de l'innervation musculaire, nous engage à expliquer par elle ce besoin d'activité insolite qui se manifeste chez les délirants par persécution : ils ne sont bien nulle part, ils vont, ils viennent, changent de demeure, peut-être moins pour fuir leurs persécuteurs que pour obéir à ces impulsions morbides. Les mouvements instinctifs si dangereux auxquels ils sont sujets, n'ont probablement pas d'autre cause ; c'est une décharge nerveuse qui se concentre dans les organes moteurs et qui explique l'absence de conscience et de souvenir qui sont caractéristiques de ces sortes d'impulsions.

Malgré le besoin de mouvement qui se manifeste chez ces malades, il y a lassitude permanente, ce qui confirme l'explication que nous avons donnée de l'hyperesthésie provoquée par le relâchement des tissus : du reste, il ne faut pas considérer isolément la cause que nous indiquons ici, mais se rappeler quel retentissement elle peut avoir sur les fonctions circulatoires et respiratoires, pour concevoir les effets que nous lui attribuons, et comparer le sentiment de bien-être et de vigueur qui se développe quand les actes musculaires s'accomplissent dans de bonnes conditions. Dans les mélancolies passives, au lieu de cette propension au mouvement, il y a obtusion de ce besoin; c'est qu'alors les modifications nutritives qui se passent dans le tissu musculaire s'accomplissent avec une telle lenteur, par suite de la dépression cérébrale, que le besoin n'arrive pas à se produire. Aussi voit-on dans ces cas le tonus musculaire même faire défaut. Entre les deux états que nous venons de mentionner se placent les perversions du sentiment d'activité musculaire, telles qu'elles se présentent chez les aliénés avec stupeur, qui conservent des positions contraires aux lois de l'équilibre, sans ressentir de fatigue, ainsi que les mouvements perpétuels des aliénés gémisseurs. Notons, en terminant ici ce qui a rapport au besoin d'activité musculaire, qu'il est fondé sur la marche générale de la nutrition du tissu musculaire, tandis que les sensations que nous avons précédemment décrites, étaient sous l'influence du système nerveux, et ne relevaient qu'indirectement de l'état de nutrition des muscles.

II. TROUBLES DES SENSATIONS MÉDULLAIRES PROVENANT DES ORGANES DIGESTIFS.

Nous n'avons pas à définir la faim, d'autant plus que nous pourrions difficilement y parvenir sans faire intervenir les sens spéciaux chimiques du goût et de l'odorat ; nous pouvons également omettre de mentionner les sensations douloureuses à l'épigastre, le sentiment de faiblesse générale et d'anxiété qui se produisent quand ce besoin est inassouvi ; ce sont des conséquences normales et non des symptômes morbides. Il en est autrement de la sensation de faim qui est notée par les auteurs comme signe précurseur des affections mentales, et de la boulimie des hypochondriaques, qui procèdent d'une excitation idiopathique des centres nerveux. Toutefois ces symptômes laissent bientôt place à une anorexie plus ou moins prononcée, qu'on observe chez tous les mélancoliques quand le délire se systématise, se condense. Il semble que l'influx nerveux se concentre dans les sphères supérieures, au détriment des organes végétatifs. C'est au reste ce que nous ressentons à l'état normal dans les grandes contentions d'esprit comme dans les fortes perturbations morales.

Les perversions de l'appétit ne sont rares ni chez les mélancoliques, ni chez les hypochondriaques ; les uns mangent de la terrede l'herbe, voiremême des excréments ; d'autres, ainsi que le rapporte Georget, sont instinctivement poussés à l'anthropophagie (1). Si nous passons au besoin de boire, plus impérieux encore chez l'homme que le besoin d'aliments, nous constaterons que les hypochondriaques sont

(1) Georget, *Archives de médecine*, tome VIII, juin et juillet 1825.

parfois tourmentés d'une soif intense, due évidemment moins à l'état du sang qu'à celui des nerfs et du centre médullaire. Est-il permis de ranger la dipsomanie parmi les affections mélancoliques? La tristesse, l'anxiété et les douleurs qui en forment les signes précurseurs, nous y autorisent largement.

Quant à l'absence du besoin de boire, elle se présente aussi fréquemment chez les hypochondriaques que la soif exagérée, et cette adipsie est parfois poussée jusqu'à une véritable horreur de l'eau, ainsi que nous l'avons vu chez un jeune aliéné confié à nos soins. La répulsion que les malades montrent pour les aliments, peut, ainsi que nous l'avons fait remarquer, provenir de lésions esthésiques des voies digestives, mais le plus souvent elle prend sa source dans les idées systématiques, des craintes d'empoisonnement, des tendances au suicide. D'autres fois, les caprices seuls poussent les malades au début, puis les dominent au point de finir par faire corps avec le délire. Nous n'essayerons pas d'énumérer les motifs qui déterminent les actes des malheureux hypochondriaques, ni même de rappeler ces actes eux-mêmes; ces récits abondent dans les traités de médecine mentale et même dans toute la littérature médicale.

En terminant les troubles du besoin alimentaire, nous ne pouvons manquer de signaler les sensations de nausées et les douleurs dyspeptiques qui entretiennent et favorisent si bien les idées d'empoisonnement des hypochondriaques et éveillent les idées de persécutions qui n'ont souvent pas d'autre origine. Un honorable négociant, dont nous aurons l'occasion de reparler plus tard, finit par succomber en proie à un délire des persécutions sous l'empire des nausées fréquentes qui l'obsédaient.

III. TROUBLES DES SENSATIONS MÉDULLAIRES PROVENANT DES ORGANES RESPIRATOIRES.

Nous n'entreprendrons pas ici la description de l'acte

respiratoire; il consiste dans une série de mouvements qui comme tels doivent être écartés, mais ces mouvements sont ou suivis ou précédés de sensations qu'il n'est pas possible de rattacher aux parties musculaires des organes de la respiration, parce que ce ne sont pas des sensations *simples*, mais un sentiment complexe, au contraire, qui procède d'un trouble de la fonction même des organes respiratoires, de leur marche générale et du besoin qui en résulte.

A l'état normal, les mouvements respiratoires habituellement indifférents, acquièrent une accélération qui les rend conscients, chaque fois qu'une excitation du moral vient nous surprendre. Il suffit même pour cela de porter l'attention sur eux, et l'on conçoit facilement que les personnes nerveuses, que les hypochondriaques et les mélancoliques, qui offrent tant de prise aux émotions morales, qui ont une tendance si marquée à l'observation de soi-même, trouvent dans les altérations respiratoires des motifs fréquents d'activer leur délire. Les hypochondriaques chez qui le besoin de respirer est parfois excessif, sans qu'aucune lésion organique justifie cette anomalie, trouvent naturellement la clef de leur anxiété, de leur gêne respiratoire dans l'existence supposée d'altérations organiques (1). D'autres malades, mélancoliques principalement, ressentent un besoin tout opposé; chez eux la respiration est très-lente mais régulière, aussi les sensations naissant des organes respiratoires sont très-rares chez eux, et n'influencent jamais ou presque jamais le cours des idées. Le contraire a lieu chez les hypochondriaques et les délirants par persécution (qui ne sont au reste que des hypochondriaques dont le délire s'est systématisé dans un certain sens); la respiration est entrecoupée, et ces interruptions jointes aux variations du rhythme, fournissent une source abondante de sen-

(1) Certains auteurs admettent même une variété mélancolique basée sur la fréquence de ce symptôme : la mélancolie anxieuse ou *raptus melancholicus*.

sations, surtout si le malade concentre sur elles son attention.

Le soupir est à l'état normal un indice de souffrance, un des modes d'expression de la tristesse; aussi est-il fréquent dans les affections mélancoliques.

Seulement nous ferons remarquer que le soupir en lui-même n'est pas une marque de tristesse, et qu'il accompagne tous les états accidentels ou pathologiques caractérisés par un trouble dans la circulation cardio-pulmonaire, retentissant sous forme de dépression sur l'organisme entier. En sorte qu'il serait plus logique de voir dans le soupir la manifestation d'un trouble cénesthésique précurseur de la tristesse.

L'oppression, ou sentiment pénible d'un poids qui chargerait la poitrine, est un symptôme qui s'observe dans tout état de dépression du moral; la tristesse, la crainte, les passions la déterminent à l'état normal; il n'est donc pas étonnant que les malades mélancoliques, de quelque genre que soit leur délire, en soient la proie continuelle. L'oppression est en quelque sorte un degré inférieur de dyspnée, et l'on sait que ce symptôme apparaît sous une influence purement nerveuse, en l'absence de toute altération des voies respiratoires; qu'il est fréquent chez les mélancoliques, surtout chez les hypochondriaques, qui ont un besoin continuel de respirer et qui ne paraissent jamais pouvoir respirer à fond. Toutefois, il y aurait peut-être lieu de remarquer ici que l'état du sang, le trouble de l'hématose rendrait compte également de cet appel immodéré d'air pur.

Parfois cette dyspnée peut aller jusqu'à la suffocation, principalement chez les femmes hystéro-hypochondriaques.

IV. TROUBLES DES SENSATIONS MÉDULLAIRES PROVENANT DE LA FONCTION CIRCULATOIRE.

Nous aurons peu de choses à dire sur ce chapitre, parce que les organes circulatoires sont rarement en réalité l'origine de sensations que l'on puisse attribuer à leur fonction. S'il fallait citer tous les cas où la circulation sanguine a participé au développement de troubles esthésiques, il faudrait recommencer l'énumération qui a déjà été faite précédemment, car l'état du tissu nerveux, aussi bien que celui des autres tissus, est subordonné à l'action régulière de cette importante fonction de l'organisme.

V. TROUBLES DES SENSATIONS PROVENANT DES FONCTIONS GÉNÉSIQUES.

Amor omnibus idem, s'écrie M. Lelut (1), et ces paroles empruntées à l'immortel auteur des *Géorgiques,* servent de thèse à une critique mordante et ironique des amours éthérées et platoniques, à laquelle nous ne trouvons absolument rien à redire, dès qu'il ne s'agit que du besoin de rapprochement des sexes, qui tout défiguré, tout poétisé qu'il puisse être, gît au fond de toutes les affections en apparence les plus pures, les plus dégagées de tout lien physique, que ces affections aient un objectif réel ou idéal. Mais tous les sentiments affectifs ne pourraient entrer dans cette catégorie; car bien qu'il faille reconnaître que la sensation érotique envahit tout le système sensible de l'organisme, la réciproque n'est nullement vraie et les sensations, ou plutôt le sentiment qui pénètrent l'homme dans la pitié, la sympathie, la charité, sont bien indemnes de toute émotion voluptueuse. Aussi nous ne voulons point parler ici du trouble émotif qui trouvera sa place à l'occasion des troubles cénesthésiques, mais nous borner à mentionner, avec une réserve bien naturelle de détails, les aberrations génésiques propres aux affections mélancoliques. D'ailleurs, elles ne diffèrent guère entre elles, ce sont toujours des sensations voluptueuses qu'il est inutile de décrire et auxquelles le malade attribue des causes en rapport avec son délire. Nous citerons quelques exemples :

(1) *Physiologie de la pensée,* tome I, page 156.

X... se croit empoisonné avec le nénuphar qui porte son action nuisible dans la masse cérébrale et les parties génitales ; il est persécuté et hypochondriaque (1).

Mme X..., délirante par persécutions, croit qu'on lui jette des gommes dans ses aliments pour la porter aux désirs vénériens (2).

Un troisième prétend qu'on l'épuise avec des *soutiroirs locomotifs* (3). Une autre attribue à quelque drogue le tourment diabolique d'une surexcitation physique, auquel elle a été en proie, et réclame en vain le mariage comme soulagement à ses maux (4). Enfin Brachet (5) et Michéa, donnent également des observations de ce genre, qui toutes offrent ou l'hyperesthésie ou l'hypesthésie des instincts génésiques.

Il est inutile de prolonger cette nomenclature d'observations stériles, dont on ne pourrait tirer aucun enseignement, ni de soulever le voile de toutes les dépravations des instincts génésiques, qui précèdent, accompagnent ou déterminent les affections hypochondriaques ou mélancoliques.

QUATRIÈME PARTIE

Des troubles cénesthésiques.

Les considérations qui vont suivre ne sont pour ainsi dire que la synthèse de celles émises dans les chapitres précédents ; il n'en peut être différemment puisque le sentiment cénesthésique n'est que la fusion, la résultante des sensations parties de tous les points de l'organisme, ou perception confuse de l'état général de nos nerfs, et en outre le fonds sur lequel se détache toute sensation perçue isolé-

---

(1) Legrand du Saulle, *Délire des persécutions*, p. 79.

(2) Legrand du Saulle, *Délire des persécutions*, p. 244.

(3) Legrand du Saulle, *Délire des persécutions*, p. 259.

(4) Legrand du Saulle, *Délire des persécutions*, p. 343.

(5) Brachet, *loco citato*, page 259.

ment, en dehors, bien entendu, des phénomènes des sens proprement dits. A ces divers titres la cénesthésie est la base de la constitution morale, c'est par elle que l'homme conscient de son individualité se sent vivre et règle ses réactions et ses mouvements extérieurs. Car les sensations complexes dont nous allons décrire sommairement les troubles, bien que restant vagues et indéterminées, parce qu'elles ne sont localisées dans aucun organe plus spécialement que dans un autre, n'étreignent et n'envahissent pas moins l'être tout entier, ce qui les fait peser d'un poids énorme dans la balance des déterminations humaines. Peut-être imbu de préjugés métaphysiques, hésitera-t-on à accepter cette prépondérance de la sensibilité physique; mais comment affirmer encore ces tendances surannées, en présence de ce fait incontestable, que l'absence ou l'ablation de certains organes, les organes génitaux, par exemple, détermine des différences et des modifications radicales dans les caractères individuels, et cela dans toute l'échelle animale?

Cependant, nous n'allons pas jusqu'à confondre la cénesthésie avec ce qu'on est convenu d'appeler sensibilité morale, impressionnabilité morale, émotivité; on ne peut, il est vrai, établir une séparation entre ces phénomènes qu'en ayant recours à l'abstraction philosophique, car dans la vie ils se fusionnent nécessairement et fatalement, cependant une différence existe en principe, ce dont on peut se convaincre en analysant une émotion, peu d'instants après qu'elle a été ressentie. Qu'elle soit produite, en effet, par une perception idéale, ou qu'elle repose sur une sensation actuelle, ou encore qu'une réviviscence psychique l'occasionne, l'émotion ne mérite réellement ce nom qu'au moment où la force nerveuse accumulée un instant dans les hémisphères cérébraux, où les centres encéphaliques, rétrograde dans les voies périphériques en éveillant ce frémissement qui de la nuque envahit successivement les membres supérieurs, le thorax, les viscères et parfois les membres abdominaux. Jusque-là, il y avait seulement idée, sensation, souvenir, image, mais c'est en s'unissant entre eux que ces phénomènes déterminent l'*émotion*. Pour nous, l'émotivité s'expliquerait donc par l'action réciproque de la cénesthésie sur l'activité psychique supérieure, et nous répudions formellement ce fameux *sens émotif* dont parlent si complaisamment Guislain, Cérise, Morel, oubliant probablement que le terme *sens* suppose l'existence d'organes spéciaux de réception, de conduction et de perception, ce qui ne ressort ni des travaux des auteurs précités ni des recherches physiologiques plus récentes; aussi considérons-nous une telle appellation comme purement arbitraire et conventionnelle. Qu'il y ait des différences individuelles dans la susceptibilité émotive, qu'il existe une hyperesthésie à laquelle on peut donner la qualification de morale, c'est ce que nous ne prétendons en aucune façon nier, mais ces données ne militent nullement en faveur de l'opinion que nous combattons, et résultent seulement des conditions exclusivement physiques qui facilitent, exagèrent ou entravent l'évolution moléculaire des organes nerveux, conditions qui ont été précédemment énumérées.

A l'état habituel et normal de l'organisme, le sentiment cénesthésique est assez faible ; il n'acquiert d'intensité que dans les émotions et celles-ci peuvent se multiplier singulièrement dans l'état pathologique. Aussi est-ce avec raison qu'on a pu dire que c'est surtout quand on est surexcité ou malade qu'on se sent vivre; mais il eût fallu ajouter, pour être exact, que cette conscience de la vie revêt un caractère douloureux ou pénible, car l'intensité ou la répétition des émotions amènent nécessairement les conditions génératrices de la douleur.

Il est difficile d'adopter un ordre méthodique dans l'énumération des troubles cénesthésiques, ils se lient, s'engendrent, se substituent si intimement entre eux, et se résolvent en un tout si complexe que relativement au sujet qui nous occupe spécialement, nous pourrions les résumer dans la description de deux syndromes : l'état mélancolique et l'état hypochondriaque. Cependant quelques détails sont possibles, sous ces réserves, et en observant en outre que nous ne pourrons plus, comme dans les chapitres précédents, laisser de côté sans inconvénient le retentissement que les altérations esthésiques ont, ou peuvent avoir, sur les phénomènes psychiques ; car il ressort des considérations anatomo-physiologiques développées au début de ce travail que, par suite de leurs connexions étroites, les organes nerveux encéphaliques doivent nécessairement opérer synergiquement dans des proportions fréquentes relativement aux autres sensations isolément perçues par les centres supérieurs.

Aussi les troubles cénesthésiques renferment-ils les perturbations affectives et instinctives, auxquelles les auteurs de nationalité différente ont imposé les noms de folie lucide, *de moral insanity*, *de Gemuthkraukeiten*, etc.; toutefois il n'y aura lieu de se préoccuper ici que de ceux revêtus du cachet mélancolique.

En premier lieu se présente le *malaise* général précurseur de l'*anxiété*, de l'*angoisse* et de la *détresse*, tous symptômes qui trahissent des altérations physiques ou tout au moins physiologiques, et peuvent conduire à la longue aux dernières étapes de la raison. Est-il besoin de définir ces termes, de décrire les situations qu'ils résument ? L'implacable nécessité les a plus ou moins rendus familiers à chacun de nous ! Qui, dans la vie, n'a eu de ces moments pénibles où les émotions vous surprennent sans défense, où le cœur semble à l'étroit, où la pensée reste inerte et comme rivée à de sombres et décourageantes préoccupations? Qui n'a descendu un instant cette pente où vous entraîne l'ennui, le dégoût et la tristesse? Personne à la vérité; mais la plupart ont le bonheur de s'arracher aux ronces de la route sans être emportés vers l'abîme où guettent le suicide et la folie. Cet état qui étreint passagèrement l'homme aux mauvaises heures, est pour ainsi dire constant chez les mélancoliques, et il est naturel que chez eux, les affections, les devoirs, les intérêts même, perdent leur prestige.

La tristesse, il est vrai, se mêle à presque toutes les incubations morbides, mais elle constitue avec l'hyperesthésie douloureuse dont elle est le corollaire, l'élément fondamental et caractéristique des lypémanies. Certains mélancoliques ont en outre l'organisme parcouru par des sensations indéfinissables, un peu analogues aux *aura*, et éprouvent soit à l'état de veille, soit surtout au moment de s'endormir, des saisissements qu'un simple attouchement, un petit bruit, ou même les perturbations habituelles de l'atmosphère suffisent à produire et qu'ils dépeignent comme des courants d'air frais ou chauds, ou des secousses électriques.

Les troubles thermo-électriques ne se bornent pas là; certains malades accusent un sentiment d'ardeur générale; d'autres ont des bouffées de chaleur qui leur montent à la tête; parfois au contraire existe une frilosité en contradiction avec l'état thermométrique de la peau, et qui se remarque principalement chez les mélancoliques et les femmes hypochondriaques. Ces sensations ne sont quelquefois pas complétement générales, en ce sens que certains organes ou série d'organes en sont préférablement le siége. Un jeune ecclésiastique, confié à nos soins, se plaint constamment de froid interne abdominal; les bizarreries hypochondriaques de ce malade prenant leur source dans des antécédents héréditaires, ont résisté à tout traitement.

Si nous passons aux troubles de la sensibilité électro-magnétique, nous verrons qu'ils sont fréquents chez les aliénés en général et surtout chez les hypochondriaques. A l'état normal les variations thermométriques et météorologiques ont déjà un retentissement sensible sur les personnes douées d'un tempérament nerveux, et leurs tendances ne sont en réalité qu'exagérées dans les périodes prodromiques des folies mélancoliques.

Certains auteurs ont essayé de trouver des différences entre les effets magnétiques et les effets électriques, mais il semble d'autant moins rationnel de s'avancer dans cette voie, que les efforts des sciences physiques tendent au contraire à confondre l'électricité et le magnétisme, ou plutôt à les regarder comme deux modes d'un même agent. Toutefois il résulte des faits que chacun peut observer, que la situation des mélancoliques varie avec les perturbations électro-magnétiques de l'air atmosphérique : tantôt il y a hyperesthésie cénesthésique pendant laquelle les malades prétendent ressentir des fourmillements électriques dans tout le corps, tantôt il y a une dépression semblable à celle que l'on éprouve normalement par un temps chaud, humide et étouffant. Du reste, il est à remarquer que chez les aliénés mélancoliques et hypochondriaques, il n'y a en somme qu'une susceptibilité exagérée à subir les impressions électro-magnétiques, dont chacun forcément ressent une part proportionnelle à son degré d'impressionnabilité. Aussi comprend-on que les efforts de Reichenbach aient été infructueux à produire par l'electricité des sensations nouvelles, qui ne se rapportassent pas à des sensations de contact, de température et de mouvement.

Signaler l'influence des changements atmosphériques sur les hypochondriaques, est à peine utile si l'on se rappelle que dans certains pays, ces catégories d'aliénés sont désignées par les appellations de lunatiques, même de fous magnétiques que, paraît-il, on leur donne, ainsi que nous l'apprend M. Ponza, dans une lettre adressée au père Angelo Secchi, et qui figure dans la livraison de janvier 1874 des *Annales médico-psychologiques*.

En outre, pour ce qui regarde spécialement l'hypochondrie, rappelons que Révillon, en 1786, prétendit avoir trouvé la véritable cause des affections hypochondriaques, dans les variations électriques de l'atmosphère.

I. PERVERSIONS CÉNESTHÉSIQUES.

Si nous passons aux perversions cénesthésiques, nous les trouvons nombreuses et variées chez les malades qui nous occupent. Certains d'entre eux affirment que leur corps entier, ou seulement quelques membres sont soulevés en l'air. M. Legrand du Saulle en rapporte, entre autres, un cas dans sa remarquable étude du *Délire des persécutions* (37e observation) : il s'agit d'un nommé Bétinat qui se sentait soulevé sur son lit, et qui était en outre travaillé par des illusions internes de tout genre.

D'autres fois le sentiment contraire existe : une malade de notre asile soutient avec les mains sa jambe gauche, sous prétexte que celle-ci pèse énormément ; ou bien elle reste couchée des jours entiers parce que le poids de son corps l'empêche de se tenir debout. Ces illusions sont l'origine de son délire ; *ce sont des personnes qu'elle ne désigne pas parce qu'on les connaît bien*, qui la persécutent ainsi pour la faire mourir.

Parfois encore les illusions portent sur les dimensions du corps ou de certaines parties seulement, et constituent des aberrations de ce que Valentin a décrit sous le nom de sentiment de l'intégralité : quand on observe, dit Spring, les aliénés réunis dans un préau, on en distingue qui marchent en boitant d'une manière singulière à cause de la longueur démesurée de leurs membres, d'autres n'osent regarder ou s'approcher des murs par crainte de les toucher avec leur nez trop long, etc.

Citons encore comme illusion cénesthésique, ou plutôt comme idée délirante basée sur des perversions cénesthésiques, le fait de ces hypochondriaques qui s'imaginent être de verre, de cire, de beurre. Enfin rappelons que d'autres sentent des animaux de toute espèce leur parcourir le corps ; ou croient être porteurs d'une batterie électrique, tous symptômes que nous avons signalés quand ils étaient localisés, et dont l'énumération ferait ici double emploi.

Avant de terminer l'examen des troubles perversifs cénesthésiques, nous devrions peut-être mentionner l'*extase*, qui est, en réalité une altération presque totale du sentiment de la personnalité, laquelle prend incontestablement sa source dans les sensations cénesthésiques.

Transporté dans un monde idéal, le malade paraît insensible à ce qui se passe autour de lui ; mais la sensibilité interne est loin d'être également abolie ; il y aurait même exagération s'il faut s'en rapporter aux descriptions laissées par une illustre extatique (sainte Thérèse). Ce phénomène peut se présenter dans le cours des affections mélancoliques, ainsi que nous avons pu le constater chez une jeune fille, Julie W....., âgée de 14 ans, et devenue mélancolique à la suite d'un attentat dont elle faillit être victime. La secousse morale fut si intense que le délire moral éclata pour ainsi dire brusquement. Dans certains moments elle restait immobile, les yeux tournés vers le ciel, le visage sillonné de grosses larmes, les mains à demi-ouvertes, les bras écartés du corps, et prononçant des mots inarticulés où se distinguaient seulement ceux-ci..... *ma mère.....*; répétés fréquemment. Ajoutons qu'il n'y avait en dehors de ces accès, aucun signe de stupeur, et que le délire qui s'était du reste rapidement amendé, ne revêtait nullement le cachet mystique ou religieux.

Seulement à mesure que les accès extatiques s'éloignèrent, ils furent remplacés par des crises convulsives qui se multiplièrent tellement que la vie de la malade fut en danger. Elle se rétablit néanmoins, mais des accès convulsifs se produisirent encore.

L'extase était-elle déjà un symptôme d'épilepsie, alors larvée peut-être ? était-ce une catalepsie ? nous ne pouvons nous prononcer à l'égard de ce dernier point sur lequel nous partageons l'opinion exprimée par M. Jules Falret : « Je pense, dit ce savant aliéniste, que l'on a réuni sous le nom de catalepsie des faits qui diffèrent singulièrement les uns des autres, non-seulement par l'ensemble de leurs symptômes et par leur marche, mais par le caractère même qui seul permet de les rapprocher, et que par conséquent, dans la description que l'on a donnée jusqu'ici de cette affection, on a plutôt fait l'histoire d'un symptôme que d'une maladie véritable (1). »

II. DE L'ÉTAT HYPOCHONDRIAQUE.

L'état hypochondriaque, qui ne doit pas se confondre avec le délire de ce nom, n'est en somme qu'une hyperesthésie cénesthésique. Les malades qui en sont atteints, au lieu de laisser les sensations générales dans le vague et l'indécision où elles naissent normalement, s'efforcent de les distinguer les unes des autres, en concentrant sur elles une attention soutenue, et en associant ces sensations nouvelles, ou du moins négligées habituellement, avec leurs pensées, leurs souvenirs, leurs connaissances intellectuelles.

Peu prononcées au début, ces tendances s'affirment à la longue, toutes les fonctions sont passées en revue pour y trouver la cause du malaise qu'endure le malade; peu à peu, l'habitude et la réflexion mentale aidant, il en arrive à distinguer (et partant à s'émouvoir par elles) toutes ces petites sensations qui antérieurement restaient dans un ensemble confus.

Cependant le sujet se croit malade simplement, et rapporte à l'état de son organisme ou de tel ou tel viscère, les souffrances qui l'étreignent, et comme conséquence naturelle, court de médecin en médecin, faire le récit toujours plus pittoresque et plus détaillé de sa situation. Il interrogera avec persévérance, et mettra une finesse et une pénétration remarquables à scruter les réponses qui lui seront

(1) *De la catalepsie in Archives générales de médecine*, numéros d'août 1857 et suivants.

faites, et malheur au praticien qui consent bénévolement à entrer dans la voie de la discussion, car ce sera peut être lui par moments, le plus à plaindre. Son tyran, car rien n'est tyrannique comme un hypochondriaque alors que les progrès de la maladie ne l'ont pas encore conduit à s'isoler du restant des hommes, compile et commente tous les ouvrages médicaux qui lui tombent sous la main, et qu'il finit par chercher avec avidité; puis armé d'arguments qu'il croit péremptoires, il viendra conjurer son médecin de le guérir tantôt d'une maladie de cœur dont les palpitations ou le désordre des battements attestent suffisamment l'existence, tantôt d'une gastrite (mot souvent favori) justifiée par mille troubles dyspeptiques, etc... Enfin qui pourrait jamais énumérer toutes les bizarreries des hypochondriaques ou les motifs qui les déterminent dans leurs actes ridicules et insensés.

Qu'on n'aille pas croire cependant que l'imagination seule dicte les descriptions parfois si émouvantes qu'ils font de leurs douleurs; celles-ci sont réelles; elles ont une base physiologique; ces sensations indéfinissables sont ressenties, ces souffrances sont endurées; la crainte et les préoccupations en doublent seulement l'acuité, en exagèrent la portée. D'autres fois un sentiment louable de sympathie est l'origine de la névropahie : les souffrances des personnes de l'entourage exercent une espèce de contagion morale (1), développée par les idées et croyances populaires, la lecture inconsidérée de livres de médecine, ou les doctrines médicales régnantes. L'effroi et la peur de contracter une maladie épidémique exercent aussi une influence désastreuse en

(1) Il est juste de remarquer cependant qu'il doit y avoir prédisposition; tous les cas de *folie à deux*, que notre expérience personnelle nous a permis d'étudier, étaient survenus entre parents, et les antécédents héréditaires les justifiaient amplement. Dans d'autres circonstances, c'étaient surtout les dires, les raisonnements du malade qui impressionnaient son entourage.

fixant l'attention du sujet sur des symptômes insignifiants, sur de simples sensations normales, auxquelles l'imagination prête une valeur et une portée inusitées.

Mais on ne saurait trop le répéter, les hypochondriaques ne sont pas des malades imaginaires, les sensations qu'ils accusent, quelque bizarres qu'elles soient, ils les sentent telles qu'ils les décrivent. Un vieux praticien, auquel l'expérience avait pendant 50 ans dessillé les yeux sur les prétendues sensations illusoires des malades, nous disait un jour que le meilleur moyen de savoir à quoi s'en tenir au sujet des récits variés des hypochondriaques, était de décrire ce que soi-même on ressentait, dans une indisposition douloureuse quelconque, et de relire plus tard cette narration sur la sincérité de laquelle aucun doute ne pourrait s'élever. Il garantissait que chaque fois un sourire d'incrédule pitié se dessinerait involontairement sur les lèvres.

Quoi qu'il en soit, ce qui nous paraît incontestable, c'est que les efforts faits par les hypochondriaques pour définir ce qu'ils endurent n'est pas étranger à la génèse de leur délire. Jusqu'au moment où le malade rapporte à des causes reconnues par d'autres, l'origine de ses maux, il emploie des termes et des comparaisons en accord avec le sens commun; mais dès qu'il a acquis la certitude qu'il est impuissant à se faire comprendre, et que tous ses efforts, pour attirer un sympathique soulagement ont échoué, il fait un retour sur lui-même, et des longues méditations où il reste plongé, suit cette conséquence naturelle, presque logique, *qu'il ressent autrement que les autres*, et que ses maux doivent avoir une origine inconnue, mystérieuse, surnaturelle peut-être. Dès lors, cette tendance irrésistible de l'homme à personnifier les abstractions, favorisée d'ailleurs par les dispositions naturelles du tempérament et du caractère propre aux personnes nerveuses, entraînera l'imagination hors des sentiers ordinaires et lui feront mériter l'épithète de *folle du logis*, que le spirituel Ch. Nodier, lui inflige en tout temps.

Aussi le malade entre-t-il de plain pied dans une phase nouvelle ; ce n'est plus l'état hypochondriaque, c'est la folie de ce nom, dont nous aurons à esquisser les traits dans la dernière partie de ce travail. Auparavant, laissons un instant la parole à une de ces victimes, à un de ces patients dont le récit sympathique achèvera une description que nous reconnaissons être bien terne à côté de la réalité :

« Malgré la peine que j'ai à écrire, j'espère y parvenir en ajoutant quelques lignes tous les jours. Je ne suis pas étonnée que ce que je vous ai écrit vous ait paru inextricable; je veux essayer de vous rendre compte de mon état, quoiqu'aussi difficile à exprimer, qu'impossible, je le crois, à comprendre comme à guérir. Il est toujours le même, en ce que je souffre constamment, et n'éprouve pas une minute de bien-être, ni une sensation humaine; mais il a fallu me retrouver dans une campagne que j'aimais et où j'ai été si heureuse, au milieu de jouissances que j'appréciais si bien, pour connaître l'excès de mon malheur et l'horreur de mon existence; entourée de tout ce qui fait le bonheur et l'agrément de la vie, la jouissance n'est pas plus en mon pouvoir que la sensation; l'une comme l'autre me sont impossibles. Je ne puis que me dire comment cela m'a rendue ou me rendait heureuse. Encore l'objet de la tendresse de mon père, de mon mari, de mes enfants, de l'attachement de mes domestiques, de l'affection de mes amis, desquels je reçois mille marques d'intérêt, je n'y puis trouver ni soulagement, ni consolations, ni distraction : seulement le regret de n'en pouvoir jouir ; ce n'est point de l'apathie, de l'indifférence ou de l'égoïsme; rien ne fut jamais plus loin de mon caractère. Oui, monsieur, l'être malheureux et déchu qui vous écrit fut aussi bon et sensible à l'excès, que trop peut-être susceptible d'exaltation et d'enthousiasme. Je ne partage plus le bonheur qui m'entoure; ce n'est pas la souffrance qui m'en empêche; elle ne l'exclut pas, je l'ai bien éprouvé; dans les commencements même de mon horrible maladie, *je souffrais horriblement*, j'étais d'une faiblesse extrême ; il me fallait du courage pour me lever ; être soutenue par mon mari, m'appuyer sur lui, non-seulement m'en donnait, mais m'y faisait trouver du plaisir, et maintenant, dans les plus tendres caresses, dans celles de mes enfants, je ne trouve que de l'amertume, j'y réponds en apparence avec effusion, je les couvre de baisers ; on peut croire que j'y trouve du plaisir; je le cherche; quelque chose est entre eux et mes lèvres : et cette horrible chose est entre moi et toutes les jouissances de la vie; mon intelligence les connaît, se les rappelle, mon imagination se les retrace, et je ne les éprouve pas. Une existence incomplète, un état que je ne puis rendre, où pas une minute, pas une sensation ne me rappelle, je ne dis pas l'état de santé, mais de vie ordinaire; ses fonctions, ses actions me restent ; mais quelque chose manque à chacune. La sensation qui lui est propre et la jouissance qui en est la suite ne peuvent donner le courage et la volonté. Je me débats en vain contre l'horreur de mon sort, dont il m'est impossible de me distraire par aucune occupation, ni presque par la conversation. En tout, partout, je ne trouve que *souvenir*, *regret* et *privation*. Ah ! s'il me restait la jouissance que vous me supposez, je ne me plaindrais pas des souffrances, je ne me plaindrais pas des privations.

» L'excès d'un tel malheur ne peut se concevoir ni s'exprimer. L'imagination, je crois, ne peut y atteindre. Me promener dans la campagne, par un beau temps avec mes enfants, mon mari, l'entendre comme autrefois faire des remarques, me consulter sur ses projets ; et loin d'y trouver quelque intérêt, je n'éprouve que l'effroi de ne pouvoir en être le témoin; car ce manque de vie que je ne puis exprimer me rend chaque minute un supplice, et pour comble d'horreur, ma santé semble s'y affermir. On me dit que j'ai bonne mine, que j'engraisse; je ne me sens pas faible, mes règles sont revenues depuis quinze jours, et j'ai plus de sommeil qu'à Paris, quoique toujours privée du calme qui le précède et du soulagement qui le suit ordinairement: et j'ai trente et un ans. Quel horrible avenir! souffrir sans soulagement, sans distractions ni consolations, et ne plus éprouver une sensation agréable, ni une minute de jouissance et de satisfaction! la source en serait-elle à jamais paralysée, tarie pour l'infortunée qui vous écrit ?

» Je ne sais si j'ai pu me faire comprendre; mais tout ce que je vous ai écrit est littéralement et *physiquement* vrai, l'imagination n'y entre pour rien, quoique peut-être vous le jugerez ainsi. Je n'ai point eu de chagrin; c'est de l'existence la plus heureuse que je suis tombée dans un malheur que je crois sans exemple et dont la cause est tout entière je le pense, dans un caractère doué, dès mon enfance, d'une grande sensibilité. Je perdis à 15 ans mon grand-père qui m'aimait beaucoup. On me mena consulter M. Percy, qui répéta qu'une vie *calme m'était surtout nécessaire.* Cette sensibilité resta sans objet jusqu'à mon mariage. Je pris pour mes enfants et surtout pour mon mari le plus vif attachement. Rien n'a troublé mon bonheur, mais sa santé s'altéra, son humeur était inégale. Voir dans ses yeux l'apparence de la souffrance, du mécontentement ou de l'humeur, *me causait un serrement de cœur, une anxiété* que le retour seul de son bien-être ou de sa satisfaction pouvait soulager. Trop sensée pour me livrer à la vivacité de mes sentiments, je réussissais plutôt à les dissimuler qu'à les modérer ; et malgré cet intérieur si agité, je conservais toujours une grande égalité d'humeur. J'avais depuis longtemps renoncé au spectacle, au roman et à toutes lectures qui peuvent prêter à l'exaltation ; je n'aimais ni le monde ni les plaisirs. Ma famille, la société d'un voisinage agréable me suffisaient si bien, que je puis dire avec vérité que je n'ai jamais connu l'envie. Je restai dans cet état jusqu'au mois de février dernier où je tombai sérieusement malade ; ayant dans mes prières offert ma vie et ma santé pour obtenir celle de mon mari, je crus être exaucée, et pendant trois mois de cruelles souffrances, dans la pensée tour à tour de guérir et de mourir, l'une me trouvant aussi résignée que l'autre me trouvait heureuse ; mais alors une violente crise fixa l'état où je suis maintenant, qui pour moi n'a pas varié depuis et pour lequel il n'est plus de résignation, de courage ni de consolation. Je suis toujours dans l'état affreux que j'ai essayé de vous dépeindre, ou dans une souffrance continuelle ; je ne connais plus ni bien-être ni aucune sensation qui me rappelle la vie ordinaire ; l'existence incomplète, horrible, indéfinissable qui me reste est aussi incompréhensible pour moi qu'elle peut vous le paraître : chacun de mes sens, chaque partie de moi-même, isolée en quelque sorte du reste de mon être, n'a plus le pouvoir d'y communiquer aucune sensation; cette impassibilité me paraît tenir au vide qu'il me semble éprouver au front, à la diminution de sensibilité de toute la superficie de mon corps, ce qui m'ôte la perfection du tact, car il me semble ne jamais atteindre l'objet que je veux toucher ; et, dans la souffrance que j'éprouve dans la tête et la bouche, ce que je ne puis comparer à rien de ce que j'ai souffert avant cette horrible maladie; il me semble qu'une partie de ma salive filtre douloureusement à travers mon palais et entre mes gencives et mes dents ; mon cœur ne semble plus avoir aucune communication avec mon cerveau. Mon corps ressent l'impression de la température par le sens du toucher ; mais la sensation interne due à l'air que nous respirons, je ne l'ai pas. Tout ceci, malgré la souffrance qui en résulte, serait encore peu de chose pour moi, s'il n'avait l'affreux résultat d'une impossibilité physique de toute autre sensation et de jouissance de toute espèce, lorsque j'en éprouve un besoin et un désir qui rend ma vie un supplice incompréhensible. Chaque fonction, chaque action de ma vie me reste, mais privée de la sensation qui lui est propre, de la jouissance qui en est la suite. J'ai les pieds froids, je les chauffe, ils deviennent chauds, sans que j'aie éprouvé le plaisir de me chauffer ; je reconnais le goût de tout ce que je mange sans y trouver le moindre plaisir; il en est de même de tout le reste. Mes yeux voient, mon intelligence est avertie, mais la sensation qui devrait résulter de ce que je vois, n'existe pas.

» Ainsi mes enfants sont très-grands, embellis et fortifiés, tout le monde me le dit, je le vois, mais la jouissance, ce bien-être intérieur que je devrais ressentir, je ne l'éprouve pas. La musique a perdu pour moi tout son charme, je l'aimais beaucoup. Ma fille joue très-bien, mais ce n'est pour moi que du bruit. Cet intérêt si vif qui me faisait trouver le plus petit air sous leurs doigts un concert délicieux, qu'il n'y a pas encore un an, me faisait voir dans leurs talents l'agrément et l'amusement de notre vieillesse ; ce frémissement, cette vibration générale qui me faisait répandre de si douces larmes, tout cela n'existe plus; j'en répands encore, mais de regrets. Par vos conseils j'ai repris mes habitudes domestiques; mais hélas! ces douces occupations qui faisaient mon bonheur et qui, jointes à l'étude et un peu de société, remplissaient si agréablement ma vie, ne peuvent ni m'intéresser ni me distraire. Enfin, Monsieur, pour achever, s'il est possible, de vous donner une idée de mon affreuse existence, je conserve toutes mes facultés, la même sensibilité, les mêmes sentiments de tendresse, avec le besoin de me dévouer et d'être utile aux objets de mon affection. Je ne sais quelle idée on vous aura donné du commencement de mon horrible maladie. *En proie à d'affreuses souffrances*, je disais des choses qui devaient paraître extraordinaires, et qui n'étaient pour moi qu'une manière d'exprimer et de tâcher de faire comprendre ce que je souffrais; *Mon intelligence n'a jamais été altérée en rien.* »

Voilà bien, s'écrie Brachet, auquel est adressée cette douloureuse épître, un type, un modèle de l'hypochondrie. Non en vérité, ce n'est que le tableau le plus fidèle de l'état hypochondriaque, mélangé d'état mélancolique, et c'est même ce dernier motif qui nous a engagé à transcrire ce passage dont l'importance excuse la longueur, et dont nous serons d'autant mieux pardonnable que nous avons été sobre de citations.

Remarquons, du reste, que Brachet, dans l'œuvre remarquable qui lui valut en 1844 la palme à l'Académie de médecine de Paris, ne fait aucune différence entre l'hypochondrie simple des auteurs (*hypochondria sine materiâ*, de Michea) et le délire hypochondriaque.

III. DE L'ÉTAT MÉLANCOLIQUE.

La tristesse, dit un Père de l'Eglise (1), est sœur du doute, de l'indécision, de la colère; et ces mots résument admirablement l'état mélancolique. La longue observation que nous venons de citer, est à certains égards le tableau fidèle de la situation morale que nous esquissons ici. Cependant, au rebours de l'hypochondriaque, le mélancolique n'exhale pas de plaintes, sa douleur se tait, les larmes lui manquent pour l'épancher avec fruit. Sans cesse plongé dans de sombres et silencieuses méditations, les regards tournés vers le passé, il semble demander aux ans de revenir sur leurs pas; car ce qui le domine c'est le regret des heures perdues dans l'inaction, ou le doute sur la valeur morale de ses agissements antérieurs. Indifférent à ce qui l'entoure, le plaisir est sans attrait pour lui, il s'en détourne et le fuit; la joie des autres l'irrite, aussi s'éloigne-t-il de la société de ses semblables. Cependant ses idées sont encore justes, ses jugements sains, la préoccupation du moment, l'ennui et le dégoût de tout travail affaiblissent progressivement la mé-

(1) *Le pasteur d'Hermas*, cité par Donaldson.

moire et obscurcissent l'intelligence. Si dans les commencements un rayon d'espérance, un effort énergique vient parfois dérider son front soucieux, ces éclaircies, ces embellies morales se font de plus en plus rares, et la tristesse passe à l'état de chagrin permanent. L'humeur s'aigrit, la colère ou le découragement couvent sous chaque parole, sous chaque geste; l'énergie morale s'éteint, les forces se dépriment, les réactions vitales s'affaiblissent, et dans l'indécision morale et physique qui en résulte, le malade choisit invariablement le parti le plus propre à aggraver sa situation. Indifférent à ses propres intérêts, comme à ceux des êtres qui lui étaient chers, il se confine dans la solitude, néglige sa personne et ses affaires, et parfois appelle à son aide les excès vénériens, ou de honteuses et solitaires pratiques, qui l'entraînent plus sûrement à l'apathie, à la stupeur, à l'obtusion intellectuelle. Cependant celle-ci fait défaut souvent, à cette phase de la maladie, et par une sorte de réaction, moins volontaire que motivée par son caractère antérieur, le mélancolique recherche avec une curieuse avidité la cause et les motifs de ses tourments, il scrute le passé, fouille le présent, pressent l'avenir sous de sombres aspects; et tour à tour repentant, agressif ou découragé, il éprouve un penchant irrésistible à la dépréciation de soi-même ; ou bien méconnaissant qu'il a été l'artisan involontaire et parfois habile de son malheur, il plonge un regard irrité et soupçonneux dans la conduite et les actes de ceux qui l'entourent, et se demande si ce n'est pas là qu'il doit trouver les fauteurs d'une situation devenue insoutenable, et que le suicide ou la vengeance viendra trancher si le malade ne s'arrête pas sur cette pente où la chute est souvent d'une vertigineuse rapidité. Mais ces derniers faits anticipent sur les événements, et ne sont plus habituellement le fait du *malade simple*, mais celui de *l'aliéné* ; car jusqu'à cette limite il n'y a encore que maladie ordinaire et un coup d'œil jeté sur l'organisme le fait bien voir. En effet, sans compter les maladies asthéniques qui sont souvent précédées ou suivies d'un état mélancolique, les soucis, les peines morales, les douleurs physiques amènent promptement les désordres matériels et fonctionnels que nous avons si minutieusement énumérés, et qui se résument par le mot *dépression*. Toutes les fonctions physiologiques s'alanguissent ; les tissus se relâchent, l'énergie vitale s'abaisse, des troubles circulatoires et respiratoires se produisent, l'appétit se perd, la nutrition devient défectueuse, le sang s'appauvrit ; le défaut de sommeil entretient une sorte de sub-éréthisme nerveux, contrastant avec une faiblesse, une adynamie, et une atonie des autres systèmes.

Avec l'état mélancolique se termine la série des troubles de la sensibilité générale compatibles avec la raison, mais qui constituent les écueils sur lesquels elle viendra inévitablement échouer.

Un dernier mot cependant avant de clore cette partie de notre travail et d'aborder les considérations psycho-pathologiques qui doivent le terminer. Sommes-nous resté dans les limites que nous imposait la définition que nous avons donnée de la sensibilité générale ? Sans aucun doute nous pouvons nous flatter de ne les avoir point dépassées ; peut-être même sommes-nous resté en dessous de la tâche que nous nous étions imposée. Mais qu'on jette un regard impartial sur l'ensemble des détails qui précèdent ; en est-il un seul qui relève d'une sensibilité spéciale, est-il un seul symptôme qui ne puisse revendiquer comme antécédents les éléments que nous avons assignés à la sensibilité générale ? A-t-il été question, ou a-t-on même été obligé de faire intervenir les sens spéciaux ? Non, et même on peut constater l'exactitude du fait que nous n'avions cessé de mettre en relief, à savoir que les sensations qui sont du domaine de la sensibilité générale n'empruntent rien ou peu à l'activité cérébrale, à l'état normal du moins, car nous avons au contraire insisté sur la particularité remarquable que possèdent les altérations de cette faculté du système, d'éveiller l'énergie psychique. A mesure que nous avancions dans leur description, qu'elles se groupaient pour former une résultante plus complexe, à mesure aussi nous avons vu leur influence sur les idées et sur les actes, s'accroître graduellement.

CINQUIÈME PARTIE

Considérations psycho-pathologiques sur la genèse des délires mélancoliques.

I. DE LA DISTINCTION ENTRE L'ÉTAT RAISONNABLE ET LA FOLIE.

Toute étude doit délimiter son objet, elle n'est possible qu'à ce prix, car l'esprit humain ne peut saisir les choses que quand elles s'offrent à lui sous des formes déterminée et avec des caractères tranchés. Mais il faut convenir que les délimitations sont presque toujours arbitraires et que les faits se refusent à entrer dans nos divisions conventionnelles. Ainsi la folie sort de la raison par des transformations et des gradations parfois si lentes, qu'il est presque toujours impossible de dire le moment de sa naissance.

Quoique nous regardions la raison et la folie comme très-distinctes, il suffit cependant de s'élever au-dessus du point de vue ordinaire, pour inférer que toute ligne de démarcation tirée entre elles est essentiellement arbitraire. A la vérité, si l'on se borne à contempler les formes extrêmes cette assertion paraîtra paradoxale. Mais, il est néanmoins incontestable, qu'entre l'acte pesé en toute liberté de conscience par l'homme raisonnable, et les impulsions irrésistibles de l'aliéné, on peut distinguer une série d'actions s'enchaînant de telle façon qu'il soit impossible de dire à un certain moment : ici finit la raison, ici commence la folie.

Si, cessant de considérer les actes, les manifestations extérieures, nous n'envisageons que leurs mobiles intérieurs, nous retrouverons encore la même indécision, car toutes les altérations de la sensibilité, ou plutôt toutes les manifestations sensibles que nous qualifions d'anormales et que nous avons énumérées dans les chapitres précédents, comme inhérentes aux troubles mentaux, sont compatibles avec l'intégrité la plus complète des facultés intellectuelles.

Mais, dira-t-on, entre les actes et leurs mobiles, il s'interpose toute une série de jugements associés, coordonnés, et c'est là que nous trouverons ce critérium de la folie que nos autres recherches n'ont pu nous dévoiler. Certains troubles de l'esprit se traduisent par cette ataxie intellectuelle, mais pour ceux qui nous occupent, nous invoquerions en vain l'assistance de ce fait incontestable, car les idées délirantes des mélancoliques n'offrent pas la dissociation et les erreurs syllogistiques qu'on rencontre chez les déments ou les maniaques.

A quelque école que l'on s'adresse pour obtenir, non une définition de la folie, ce qui serait trop exiger puisque la science n'a même pu en donner une de la santé d'esprit, mais seulement un signe distinctif quelconque qui permît de la reconnaître, on n'obtient qu'une réponse évasive, que l'énonciation d'un fait applicable à tel cas déterminé, mais absolument étranger aux autres, ou bien on se heurte à des subtilités insoutenables.

Les spiritualistes affirment que la folie est une maladie de l'âme, mais en se mettant à leur point de vue, on ne trouve pas encore le critérium qui la fera distinguer des désordres moraux et intellectuels ; et rien n'empêche dès lors de la confondre avec le péché, comme l'a fait Heinroth, avec l'erreur, comme l'a fait Leuret. Il est vrai que les partisans du siége psychologique de la folie ne sont pas plus embarrassés pour cela, et répondent que si l'âme est susceptible de deux sortes de désordres aussi différents l'un de l'autre que le péché et l'erreur, ils ne voient pas pourquoi elle n'en admettrait pas un troisième, à savoir la folie (1). Nous n'y verrions aucun inconvénient si cela résolvait la question, mais de leur propre aveu il est impossible de distinguer la folie de ce qui l'avoisine, et notre embarras n'a fait qu'augmenter.

Serons-nous plus heureux en nous adressant aux écoles positivistes? Nous aurons en tout cas une réponse catégorique, nette, sans le moindre ambage : *la cellule cérébrale est l'officine de la pensée*, dit M. Auguste Voisin, et par conséquent quand le tissu cérébral est altéré, la pensée l'est également. Il n'y a rien qui s'oppose à admettre cette assertion comme incontestable, mais un diagnostic ne peut se faire *post mortem*, et si de l'altération de la pensée je conclus à l'altération de son substratum, je serai toujours privé de cette pierre de touche qui me permettra de dire en présence de telles individualités psychiques : voilà un aliéné, voici un sage!

Mais tournons-nous vers les chefs de l'école à laquelle appartient M. Voisin, et que nous ne répudions certes pas entièrement comme on a pu s'en assurer, nous trouvons encore le même positivisme dans les affirmations, mais il s'en faut de beaucoup que les idées aient un même cachet de certitude.

Dans un article sur le sujet qui nous préoccupe, inséré dans la *Philosophie positive* (2), M. Littré est amené à déclarer que la caractéristique de la folie est celle-ci : dans un individu malade cérébralement, un motif actuel ne peut pas être vaincu par un motif plus fort; *c'est là ce qui caractérise la maladie.*

Dans un individu sain d'esprit, un motif plus fort peut

---

(1) Janet. — *Le cerveau et la pensée*, 79.
(2) Année 1868, p. 249 et suivantes.

toujours vaincre un motif actuel; *c'est là ce qui caractérise la santé cérébrale.*

S'il fallait s'en tenir à ces définitions pour saisir la pensée de l'illustre philosophe auquel nous les empruntons, il est incontestable qu'elle serait radicalement incompréhensible. En effet, par cela même qu'un motif est vaincu ou a été vaincu, il est manifeste qu'il a été le plus faible, de sorte qu'il n'y aurait pas de différence entre l'aliéné et l'homme raisonnable.

Mais il est facile de voir que la définition de M. Littré a comme beaucoup de ses congénères le tort de vouloir définir une chose qui n'est pas définissable, parce que ses limitations sont totalement arbitraires. En effet, dans le cours de ses développements, il fait suffisamment voir que son intention a été de démontrer que les mobiles assez puissants pour déterminer la conduite de la généralité des hommes, perdaient cette prépondérance dans l'état de folie, où un motif faible d'ordinaire restait victorieux.

Ainsi traduite, la thèse de M. Littré rencontrera certainement crédit chez tous les aliénistes, mais ne fera en somme que les convaincre de plus en plus que les efforts faits par les meilleurs esprits pour aboutir à ce critérium tant désiré, ont complétement échoué. Car il ne faut pas de longues réflexions pour comprendre, que les motifs qui guident la généralité des hommes sont le résultat de simples conventions variant avec les agglomérations d'individus, avec les sociétés, les pays, les latitudes, et que par conséquent, *le sens commun*, car c'est le vrai nom de ce juge de nos idées, n'est pas une entité déterminée. *Le sens commun*, dit W. B. Carpenter (1), *est pour ainsi dire une intuition acquise, car c'est la résultante* (2) *de toute l'activité antérieure de l'esprit*

---

(1) *Revue des cours scientifiques*, 26 septembre 1868.

(2) Ce que nous avons désigné par le mot *cénesthésie spéciale ou psychique*.

jointe à celle du cerveau qui en est l'instrument. Sa valeur dépendra conséquemment de la nature de l'éducation et de la discipline qu'ont reçue les facultés intellectuelles, et l'on peut affirmer sans hésitation que, lorsque ces facultés ont été bonnes en principe et ont été parfaitement cultivées et exercées, le jugement du sens commun sera probablement supérieur à tout jugement élaboré par un travail complet de raisonnement.

Une chose doit nous frapper dans ces paroles du savant physiologiste anglais, c'est que la rectitude du sens commun est en réalié subordonnée à deux conditions : d'une part la valeur intrinsèque de ces facultés intellectuelles, de ce terrain qui doit être mis en culture, et de l'autre la nature de l'éducation à laquelle ces facultés seront soumises, ainsi que la discipline à laquelle elles obéiront.

Ces deux conditions n'ont évidemment pas la même origine ; d'un côté l'aptitude individuelle, de l'autre une influence collective, et le résultat que l'on cherche à obtenir est en somme un compromis entre les deux. Or l'aptitude individuelle de penser, de quoi dépend-elle ? mais de ce dont dépend déjà l'aptitude individuelle de sentir, de l'action moléculaire du tissu nerveux, modifiée par les événements extérieurs (1). Nous concédons que ces événements exté-

(1) Qu'on n'aille pas croire que nous voulions ici rajeunir cet axiome matérialiste : la pensée est une sécrétion du cerveau. Nous admettons simplement comme hypothèse la plus probable que tout acte de conscience, que ce soit dans le domaine des sensations, des pensées ou des émotions, correspond à un certain état défini du cerveau, que ce *rapport de la physique à la conscience*, comme dit Tyndall, existe invariablement, de telle sorte qu'étant donné l'état du cerveau et des nerfs, on pourrait en déduire la pensée ou la sensation correspondante. Mais il n'y a là en somme qu'une simple association et rien de plus. Quant à dire quel est le lien entre cet état physique et les faits de conscience, nous ne l'essayerons point, car à nos yeux il y a entre ces deux ordres de phénomènes un abîme infranchissable à l'esprit humain.

rieurs ne se pliant pas à nos exigences, à nos convenances, ont forcément imprimé une direction aux idées, et que cette direction, cette force se soit percé des voies matérielles dans le tissu cérébral des ascendants, et se soit perpétuée chez les descendants sous cette forme d'appréciation et de jugement uniforme que nous nommons sens commun. Mais ce sera là un sens commun général, et personne ne mettra en doute qu'il y ait une certaine résistance manifestée par les individus, surtout dans la jeunesse, à adopter cette manière de voir les choses et de les juger ; il y a une espèce de rébellion instinctive qui peut même se perpétuer dans l'âge mûr, et qui se traduit par des manifestations auxquelles nous donnons les noms d'excentricité, d'originalité, etc. Nous ne voulons pas parler ici de ces faits isolés, de ces bizarreries momentanées qui se montrent dans les intelligences les mieux constituées, mais bien de cette tendance à coordonner les idées de manière à leur imprimer toujours le même cachet. En sorte qu'on pourrait fort bien admettre que s'il y a un sens commun *général collectif*, propre à la masse moyenne des individus vivants dans les mêmes milieux, il y a en outre un sens commun *individuel*, propre à chacune des personnalités composant une famille, une société, une race. Car ainsi que l'affirme Laycock, toutes les preuves de la prétendue vie de l'esprit ne sont que des *représentations du travail cérébral qui se manifeste a la conscience*. C'est pourquoi, ni la volonté des autres, ni la nôtre n'ont de pouvoir réel et absolu sur le mode habituel de nos pensées et de nos sensations ; il y a, quoi qu'on fasse, quelque chose de fatal dans les unes et les autres. Tout ce que pourra faire la culture la plus appropriée, c'est de développer ces tendances naturelles quand elles sont conformes aux vues de la généralité, au but social, ou de chercher à les mitiger par une sorte de compromis entre les impulsions individuelles et les intérêts sociaux, et développer ainsi un sentiment mixte désigné ordinairement par le nom très-impropre de *sens moral*, et qui est aux actes ce que le sens commun est aux idées. Lui seul est réellement acquis: *Le médecin psychologiste doit,* pense Maudsley (1), *estimer que le meilleur de ses arguments relativement à l'origine du sens moral, est d'établir qu'il a été acquis. Que le sentiment des intérêts communs dans les familles et les tribus primitives, et que la réprobation habituelle contre certains actes nuisibles à la famille et à la tribu aient fini par engendrer un sentiment du bien et du mal, par rapport à de tels actes, et que ce sentiment, dans une suite de générations, se soit transmis héréditairement à l'état de sentiment instinctif plus ou moins prononcé, cela est tout à fait d'accord avec ce que nous savons des résultats de l'éducation et de l'action de l'hérédité !*

Que conclure de tout ce qui précède, et quelle application faire de ces conclusions à la recherche d'un critérium de la folie ?

D'abord qu'il n'y a ni conscience, ni raison *universelle* ou *commune* ; que la raison et la conscience sont tout à fait individuelles, et que les individualités psychiques sont aussi nombreuses que les individualités physiques.

Que n'ayant, par conséquent, pas de critérium pour la raison, il est illusoire d'en poursuivre un à l'égard de la folie.

Qu'on est bien obligé d'accorder, cependant, une certaine influence produite par les tendances de la généralité sur les tendances des individualités, ce qui fait qu'un grand nombre de faits psychologiques ont leur source dans cette influence, soit qu'elle se manifeste au moment présent, soit qu'elle tarde à se produire ; mais dans l'un et l'autre cas, il est hors de doute que l'organisme ne soit en dernière analyse le principal instigateur de nos idées et de nos actes, comme il l'est de nos sensations. Aussi partant de ce principe, on peut affirmer que le seul moyen d'arriver à une appréciation

(1) *Revue scientifique*, octobre 1872, p. 327.

quelque peu approximative d'un état mental quelconque, c'est de procéder méthodiquement en prenant pour base la constitution physique de l'individu, son tempérament, son caractère, son degré de culture intellectuelle, le milieu où il vit et celui où ont vécu ses ascendants. Toutes ces circonstances particulières étant données, on pourra, non pas formuler des principes de psychologie morbide, mais seulement arriver à déduire les manifestations pathologiques de l'évolution physiologique.

C'est ce que nous allons essayer d'appliquer à la genèse des affections mélancoliques.

II. CONSTITUTION PHYSIQUE DES MÉLANCOLIQUES.

La constitution physique de l'homme est la disposition générale de son organisme au point de vue de la structure, du développement harmonique, et de la prédominance relative des tissus, organes et appareils dont cet organisme est constitué. La structure bonne ou mauvaise des tissus, l'organisation défectueuse des appareils qu'ils concourent à former, ont des conséquences tellement connues sur la santé qu'il est inutile d'insister davantage sur ce sujet.

Quant aux tempéraments, qui consistent dans ce défaut d'équilibration harmonique des tissus, organes et appareils, dans la prédominance relative de l'un deux dans l'organisme, ce qui a motivé leur classification, il y a lieu de s'y arrêter un moment.

Le tempérament offre en effet une influence si profonde sur la détermination du caractère aussi bien à l'état normal qu'à l'état pathologique, qu'à lui seul il est parfois la seule cause des affections mélancoliques, et de la folie en général. Considérés dans leurs causes primitives, dans les modifications qu'ils éprouvent, sous les profondes et continuelles vicissitudes auxquelles l'homme est soumis pendant la vie, les tempéraments sont la source d'enseignements féconds pour la pathologie mentale.

A l'étude du tempérament se rattache en effet non-seulement la question d'hérédité, mais aussi les conditions bonnes ou mauvaises dans lesquelles l'organisme s'est développé, car l'éducation détermine souvent le caractère, le cachet particulier de tel tempérament dont l'homme n'apportait en naissant que les éléments préparatoires. Il est même remarquable qu'à l'égard de ces causes, l'homme n'ait dans aucun âge de la vie, d'immunité bien marquée, et des faits, qui se révèlent chaque jour de la manière la plus incontestable, démontrent que ces transformations physiologiques s'opèrent non-seulement dans la première enfance mais encore dans les périodes subséquentes de l'existence humaine. De sorte qu'il arrive parfois au milieu des pénibles agitations de *la lutte pour l'existence*, un changement total dans la constitution physique et morale de l'homme. Mais qu'on ne s'y trompe point, ce changement est souvent plus apparent que réel, et dans ces explosions qui contrastent si fort avec la physionomie antérieure du caractère, il n'y a en réalité que l'exagération, déterminée par les circonstances, d'un élément qui s'y trouvait à l'état latent et dont le germe remontait assez loin dans l'ascendance.

Le tempérament qui de l'aveu de tous les médecins prédispose le plus à la folie mélancolique est le tempérament nerveux; aussi, dans l'énumération des troubles de la sensibilité générale, avons-nous eu soin de mettre en évidence qu'à l'état normal presque toutes les sensations décrites étaient ressenties par les personnes à tempérament nerveux La simple exagération de ses manifestations constitue une anomalie voisine de la folie, ainsi que l'ont fort bien démontré MM. Bouchut (1) et Sandras (2). Ce dernier auteur surtout est très-explicite à cet égard : « Les personnes qui

(1) *De l'état nerveux ou du nervosisme*, 1860.
(2) *Traité des maladies nerveuses*, t. Ier p. 22.

souffrent de situations pareilles, dit-il, ne vont pas jusqu'à se livrer sans le savoir à des écarts que repousseraient leur raison, leur éducation et leurs habitudes; mais dans des limites encore raisonnables, elles se montrent beaucoup plus impressionnables, plus expansives et plus changeantes que les autres; un rayon de soleil les égaye, un nuage les assombrit, l'état électrique de l'atmosphère les tourmente, les excite ou les accable; les affections douces et gaies, aussi bien que les plus tristes et les plus vives, les trouvent éminemment accessibles; les occupations les plus sérieuses, les choses trop continues les effrayent, les repoussent ou les fatiguent à l'excès. Elles se livrent aux entraînements de leur cœur, de leurs sens, de leur esprit avec passion; elles se dévouent avec courage; mais ce n'est que dans les grandes occasions, quand leur système nerveux est monté à un haut diapason, qu'elles peuvent soutenir l'effort qu'elles ont commencé. Et alors on est étonné de la puissance que la volonté leur donne, des efforts qu'elles peuvent faire, des épreuves de toute sorte qu'elles peuvent supporter. »

On conçoit facilement, après un pareil tableau, que l'état nerveux se transforme en folie sous l'influence de la moindre cause intercurrente, et qu'un grand nombre des névropathiques franchissent cette limite qui sépare la raison de la folie.

Bien que le système nerveux ne fasse en réalité qu'un, et que toute division qu'on puisse y tracer soit arbitraire, on admet néanmoins deux variétés selon la prédominance de leurs fonctions. Cette distinction, mise surtout en relief par M. Lepelletier, de la Sarthe (1), n'est pas inutile au point de vue qui nous intéresse spécialement.

1° *Variété encéphalique*. Les caractères essentiels du tempérament nerveux encéphalique se trouvent dans la prédominance physiologique du système nerveux sensitif, intellec-

(1) *Traité complet de physiologie médicale et philosophique.*

tuel et moteur, mais moteur volontaire. Les causes qui le développent sont : la culture excessive de l'intelligence et l'abus des travaux de l'esprit. Trop souvent, en fouillant dans la vie des mélancoliques, on rencontre comme manifestations de leurs premières années, cette perception facile, cette imagination brillante, ces succès du jeune âge, payés si cher dans la suite par le froissement des vaniteuses prétentions qu'ils entraînent à leur suite. Ces talents éphémères viennent s'échouer au contact des premières difficultés de la vie, et faisant un triste retour sur eux-mêmes, incapables de suivre le courant modéré qui les entraînerait au bonheur de la médiocrité, les victimes de ces études funestes et opiniâtres sont bientôt déclassées parmi leurs semblables plus modestes, qu'elles dédaignent, autant que parmi les intelligences d'élite qu'elles envient, et qui passent à côté sans les apercevoir.

Ce n'est pas seulement dans l'enfance que le surmènement intellectuel vicie l'avenir de l'homme, dans la maturité même il conduit à un abîme. En effet, dit l'auteur de la plus remarquable étude sur la mélancolie qui ait été produite dans ces derniers temps, « une contention d'esprit » exagérée et prolongée, les incessantes préoccupations » dans lesquelles vivent les hommes qui s'adonnent pas» sionnément aux travaux intellectuels, leurs perceptions » toujours en émoi, déterminent chez eux une organisation » nerveuse et délicate, une surexcitation cérébrale habi» tuelle qui les prédispose à ressentir vivement les contra» riétés inhérentes à toute existence et le contact brutal des » réalités. Entraînés par l'habitude du travail et l'ardeur » des recherches, ils négligent le soin élémentaire d'exercer » à la fois l'esprit et le corps pour maintenir l'équilibre de » toutes les fonctions, que leur passion exclusive tend con» tinuellement à détruire (1). »

(1) Joseph De Smeth, *Étude médicale sur la mélancolie*, p. 57.

Que d'exemples on pourrait citer de cette altération progressive de la constitution physique, du moral et de l'intelligence sous l'empire de ces causes! Un seul, que tous peuvent apprécier, parce que celui qui en fut victime a laissé des monuments impérissables de ces pénibles transitions, suffira à l'édification de cette vérité : J.-J. Rousseau, dans les premières années de sa vie, unissait l'expansion et la confiance morale au tempérament le mieux doué, et ces heureuses conditions avaient pris naissance dans une éducation bien dirigée, libre de toute contrainte, de tout effort disproportionné. Mais à peine entré dans l'âge viril, ses écrits remarquables, qui frondaient les idées et les usages reçus, l'établissent en lutte ouverte avec la plupart de ses contemporains voués aux travaux de l'esprit; le nombre de ses ennemis est grand, mais son imagination chagrine sait encore en augmenter le nombre, et au milieu de ces vicissitudes, de ces agitations pénibles, son moral s'altère, sa santé est compromise, et devenu nerveux, sombre, inquiet, soupçonneux, mélancolique, il laisse dans ses ouvrages percer d'abord, puis dévoile entièrement les tourments qui l'étreignent.

Quand on a le rare bonheur de pouvoir sonder avec certitude le passé des mélancoliques, on peut s'assurer que grand nombre d'entre eux offraient cette susceptibilité aux impressions qui n'est pas exempte d'une certaine douleur, cette facilité à comprendre comme à oublier, cette inconstance, cette versatilité, cet amour du futile et du clinquant qui caractérise la variété de tempérament nerveux encéphalique, et qui prédomine chez les femmes et chez les hommes dont les habitudes et les travaux s'éloignent des fatigues corporelles imposées à leur sexe.

2° *Variété ganglionnaire*. Peu différente de la précédente en principe, puisqu'elle repose comme elle sur l'hyperesthésie nerveuse, elle s'en éloigne en ce qu'ici il y a prédominance des sensations sur les idées, et que leur siége est principalement dans le système médullo-ganglionnaire. Cependant cette ligne de démarcation ne peut être tirée que très-approximativement, puisqu'il est prouvé que le système des nerfs ganglionnaires est intimement lié au système encéphalo-rachidien. Sous cette réserve de la dépendance indiscutable des idées et des sensations, on peut admettre que le tempérament nerveux ganglionnaire se caractérise par une susceptibilité manifeste de la sensibilité des organes internes, par conséquent de la sensibilité médullaire. Aussi les troubles qui l'atteignent se traduisent-ils par des altérations fonctionnelles des voies digestives, par de l'anxiété précordiale, un malaise dans la respiration, des perturbations et des bizarreries des sens génésiques, des passions désordonnées. Les conséquences morales que ces conditions entraînent à l'état normal peuvent se résumer ainsi : développement excessif de l'émotivité et de la sensibilité affective, sentiments exaltés, explosions soudaines et exagérées, tantôt dans un sens, tantôt dans l'autre, susceptibilité et vanité, irrascibilité ou résignation, plaintes faciles, en résumé versatilité et exagération des sensations et des sentiments.

Il semblerait en lisant ce qui vient d'être dit sur les deux variétés de tempérament nerveux que nous n'avons fait que résumer toute la seconde partie de ce travail et notamment ce qui se rapportait aux états mélancolique et hypochondriaque; c'est qu'en effet les variétés physiologiques correspondent assez exactement aux variétés pathologiques et en constituent les conditions essentielles et fondamentales. On peut s'en convaincre en analysant le passé des malades, chose pourtant assez difficile dans la clinique des asiles où les faits se présentent trop détachés de leurs liens naturels pour qu'on puisse en saisir la filiation. La pratique privée se prête mieux à cet examen, le médecin est plus aisément mis en possession de commémoratifs précieux, et s'il n'apprécie par lui-même les influences héréditaires, il peut au moins par d'adroites et discrètes interrogations reconstituer la généalogie morbide.

Il convient d'ajouter encore que si les tempéraments nerveux encéphalique et médullo-ganglionnaire prédisposent aux affections lypémaniaques précitées, ces deux bases s'unissent aussi entre elles, comme nous avons pu le voir dans l'observation reproduite à propos de l'état hypochondriaques et de plus l'élément lymphatique s'y mêle également, apportant à la maladie son cachet d'apathie et d'ennui, d'inaction et de stupeur qui caractérisent certaines formes.

On s'étonnera peut-être de ne pas nous voir décrire le tempérament mélancolique, qui serait naturellement en situation, mais nous avons tenu à ne reproduire que ce qui ne souffrait aucune objection; or le tempérament mélancolique existe-t-il en réalité ? N'est-ce pas plutôt un degré plus accentué du tempérament lymphatico-nerveux? Nous penchons vers l'affirmation avec d'autant moins de scrupule que plus aucun pathologiste n'admet ces tempéraments bilieux, mélancoliques, pituitaires que l'ancienne école nous avait légués.

III. CARACTÈRE MORAL ANTÉRIEUR DU MÉLANCOLIQUE.

La constitution morale de l'homme consiste dans le développement et les rapports proportionnels de ses pensées, de ses sentiments et de ses sensations ; ou pour parler un langage plus correctement médical, on pourrait définir la modalité morale de l'homme, l'harmonie entre l'activité nerveuse encéphalique et l'activité nerveuse médullo-ganglionnaire. Nous avons trop insisté dans le cours de ce travail sur la séparation qu'il y a en fait, entre une sensation médullaire et une impression qui progresse jusqu'à l'encéphale afin d'être perçue, pour qu'il soit nécessaire de justifier plus amplement nos vues à cet égard. D'ailleurs c'est sur elles que reposent la discrimination entre les sentiments et les pensées, tout aussi conventionnelle et née des besoins de l'esprit de donner aux objets de ses investigations des caractères tranchés; mais, en somme, la vie psychique, qu'elle se manifeste par une sensation ou une pensée, ne résulte que des excitations centripètes qui se modifient dans les centres nerveux et se réalisent en mouvement ou en idées. Quelque choquante que puisse être une telle théorie pour les partisans du libre arbitre ainsi que l'entend certaine école philosophique, les progrès qu'elle fait chaque jour sont si grands, qu'elle semble se dégager fatalement de l'obscurité à mesure que les découvertes physiologiques se multiplient.

Cette conviction qui a dominé tout notre travail, a déjà, quoique implicitement, été formulée dans le chapitre précédent, puisque nous avons déduit de la constitution physique de l'homme les caractères moraux qui lui étaient propres et que nous étions en cela d'accord avec la totalité des observateurs. Du reste ce qui éloignerait jusqu'à un certain point de cette hypothèse, ce serait la croyance que les psychologues ont entretenue jusqu'à nos jours que tout en constatant une correspondance entre les phénomènes du monde extérieur et ceux de l'esprit, il y avait cependant une telle indépendance entre les deux que pour ces derniers le cerveau seul suffit spontanément à les produire. S'il en était ainsi, on pourrait difficilement rendre compte du mécanisme des manifestations morales et individuelles de l'homme par le jeu naturel du système nerveux périphérique. Mais, sans vouloir en quoi que ce soit expliquer *le pouvoir psychique*, n'est-il pas démontré qu'il s'exerce sur les impressions qui lui arrivent par les fibres nerveuses, et que celles-ci vibrent en équilibre avec les vibrations extérieures. Ces dernières sont, en fait inutiles une fois qu'elles ont produit leur effet, mais c'est bien dans les impressions périphériques, dans l'état des expansions nerveuses périphériques, que *le pouvoir psychique* trouve l'occasion de s'exercer. Il en résulte que rien ne s'opposait à chercher, comme nous l'avons fait, l'expression morale du tempérament nerveux; mais il serait illogique après ce que nous venons de dire, de s'en tenir là pour dégager la modalité habituelle ou passagère, qui constitue le caractère de l'homme. Seulement, constatons déjà que les données acquises jusqu'ici, permettent d'expliquer bien des situations communes à l'aliéné et à l'homme raisonnable. Nous allons voir dans la suite plus clairement si le principe des déterminations diffère chez eux. Si dans les affections mélancoliques l'imagination produit des idées fausses, absurdes, ridicules, c'est parce que l'activité psychique s'exerce aussi bien sur les manifestations anormales que sur les manifestations normales du système nerveux.

En effet, chez la plupart des mélancoliques la mémoire ne fait point défaut, l'attention est soutenue, les raisonnements sont logiques, et ils conservent aux choses leurs noms et leurs rapports habituels. Ils poursuivent leurs desseins avec une persévérance qui ne laisse aucun doute sur l'existence d'une certaine volonté libre. Aussi dans la plupart des moments le mélancolique ne se distingue pas de l'homme en santé, et pour peu que l'on oublie la base de son délire, il faut convenir que l'on est parfois si convaincu de la logique de ses déductions, qu'on se surprend à les combattre par des démonstrations raisonnées.

Aussi quoi d'étonnant à ce que le mélancolique ignore sa situation, n'en ait pas conscience; *il sent*, il exprime ce qu'il sent, et toute contradiction doit nécessairement l'irriter autant que s'il était en parfait état de santé.

Il n'y a pas chez lui cette obtusion de l'intelligence qui se traduit dans chacune des manifestations intellectuelles du dément dont l'organe matériel de la pensée est lésé. Chez le mélancolique, il n'y a que retentissement sur les sphères psychiques des anomalies fonctionnelles du système inférieur. Mais il ne procède pas autrement dans son interprétation psychique que si elles étaient à l'état normal. Quand on étudie un peu attentivement le caractère des mélancoliques, on y trouve deux types marqués de sentiments contraires; d'un côté, des idées de vanité, de grandeurs, de force; et de l'autre, la tristesse, la défiance, la timidité, la dépréciation de soi-même, et ces sentiments rendent compte de la direction que prendra le délire, de ses phases, de ses incidents et de sa terminaison.

On voit souvent le mélancolique et surtout l'hypochondriaque chercher dans l'imagination seule le principe de ses idées délirantes. C'est vrai, mais en est-il autrement pour es idées des autres hommes? Qu'est, en somme, l'imagination si ce n'est la faculté de *créer* des idées au moyen des éléments instinctifs acquis héréditairement, modifiés ou développés par les connaissances de l'éducation première? Dans le triage involontaire fait dans ces éléments, ceux-là sont d'autant plus vite acceptés qu'ils sont en rapport plus direct avec le sentiment qui domine, et l'expression en sera d'autant plus vive et plus imagée, que ce sentiment par sa profondeur ou sa nouveauté occupera davantage la pensée. Aussi le langage de la passion et celui des mélancoliques ont-ils une ressemblance qui n'a point échappé aux yeux perspicaces des principaux aliénistes.

L'observation, dit Morel, nous montre les aliénés et les individus passionnés également en proie à la fixité de l'idée et tournant perpétuellement dans le même cercle de conceptions délirantes, oppressives et stériles (1). En effet, la différence entre un malade lypémaniaque et un homme en santé (?) poursuivi et dominé par ses passions est si faible que certains auteurs n'ont pas hésité à les confondre. Ainsi Guislain, après avoir constaté l'inutilité des raisonnements pour combattre les erreurs de la folie, ajoute ces mots :
» D'ailleurs ne cherchons pas des preuves de cette inutilité
» dans les maladies, prenons l'état physiologique, voyons

(1) *Loco citato*, p. 433.

» l'homme dominé par quelque passion. Quelle force la » raison exerce-t-elle encore sur lui? (1). »

L'aliéné dominé par un sentiment de crainte ou d'orgueil créera, sous cette influence, des pensées délirantes se rapportant toujours plus ou moins directement à ces deux mobiles; mais dans l'ordre physiologique, ne voyons-nous pas toute la vie d'un homme, tous ses actes, toutes ses idées s'imprégner pour ainsi dire du sentiment qui forme le fond de son caractère?

Parfois à la vérité, cette teinte générale du caractère ne se dessine qu'assez tard dans l'existence, par suite de l'absence des causes propres à la mettre en relief. Ainsi J.-J. Rousseau en est fatalement arrivé à clore par le suicide une vie qui lui était devenue insupportable (2), parce que le choc des rivalités, dès ses premiers pas dans la carrière des lettres, a éveillé ces prédispositions chagrines, vaniteuses et susceptibles, ces tendances à la réflexion sur des faits et des sensations passées, à leur interprétation dans un sens où se révélait constamment le sentiment de la personnalité.

Rousseau recélait en lui-même les germes de l'affection hyponchondriaque qui a miné sa vie; car combien de génies ont été, comme lui, aux prises avec les difficultés et les attaques envieuses, avec la misère, que n'a pas connue l'illustre philosophe, et dont la raison a survécu à la lutte?

Pour les manifestations psychiques comme pour les manifestations physiologiques, c'est le fond même qui détermine la nature des manifestations. Dans la première partie de cette étude, nous avons mis en relief ce groupement des sensations infinitésimales, qui de tous les points du corps viennent se fusionner en un sentiment complexe et vague, la cénesthésie; et nous avons essayé de démontrer que les sensations n'étaient qu'un renforcement de l'activité totale

---

(1) Guislain. *Leçons sur les phrénopathies.*
(2) Voir *Gazette des hôpitaux,* 1866.

où seulement d'un des éléments de cette activité du système nerveux. De même, dans l'ordre psychologique, on peut affirmer que l'intelligence, les pensées, les jugements, les idées ne sont que la mise en relief de l'activité permanente du cerveau, de la cérébration inconsciente, comme l'appelle Carpenter, soit dans son ensemble, soit dans ses éléments.

Qu'importe en conséquence la nature des causes qui détermine ces variations? Que ces causes soient physiologiques, ou non, elles ne peuvent qu'influencer l'activité nerveuse, et c'est uniquement dans les différentes modalités de celle-ci que l'homme puise ses perceptions et ses idées.

Cependant, on ne peut nier l'influence que les milieux exercent sur la sensibilité physique et morale, mais nous verrons dans le chapitre suivant, que cette influence ne peut modifier radicalement le mode habituel de déduction et de jugement de l'aliéné mélancolique, pas plus que les manifestations de son délire n'ont été trouvées en contradiction avec la constitution physique et morale qui le caractérisait avant sa maladie.

Nous pourrions citer de nombreuses observations à l'appui de ces assertions, mais elles ne seraient en somme que le reflet de convictions personnelles, que chacun peut acquérir en appliquant les principes qui nous ont guidé, aux situations pathologiques qu'il aura à préciser ou à interpréter. Un grand nombre de médecins ont, il est vrai, dans la description des phénomènes morbides, éloigné toute idée de rapprochement avec l'état normal, et jeté ainsi des obscurités regrettables sur la nature et l'étiologie de la folie; nous avons préféré rester fidèle à cet aphorisme fondamental de philosophie médicale, qui depuis Broussais et Bichat, domine les recherches scientifiques, et consiste à concevoir les phénomènes pathologiques comme ne constituant que de simples prolongements de l'état physiologique, exagéré ou atténué au delà des limites ordinaires et habituelles des variations.

IV. INFLUENCES MÉSOLOGIQUES DANS L'EXPRESSION DES DÉLIRES MÉLANCOLIQUES.

L'influence des milieux qui s'exerce sur les éléments anatomiques, les tissus et les organes, en modifiant l'activité vitale, n'est pas ici en cause, quoiqu'elle ait sur l'individualité un retentissement que nous avons signalé dans tous les détails de cette étude. Il ne s'agira pas non plus de l'action exercée par la sensibilité générale sur l'activité cérébrale, que les derniers chapitres ont eu pour but de mettre en relief. Nous essayerons seulement de démêler brièvement, dans les lignes qui vont suivre, en quoi le milieu social, ou l'entourage intime du mélancolique, a pu peser sur le cours de ses idées, sur sa manière de les exprimer ; nous chercherons aussi l'effet que l'isolement apporte aux principes de ses déterminations, en spécifiant ce que ces diverses influences ont de rapport avec les variétés psychopatiques qui nous occupent.

Il n'est pas indifférent, en effet, pour comprendre les motifs si bizarres qui guident les mélancoliques, les hypochondriaques et les délirants par persécution, de remarquer que ce n'est pas seulement dans les impulsions de son organisme, mais encore dans le milieu social où il vit, que l'homme en santé puise, sans s'en rendre compte, les éléments de ses croyances, de ses opinions, de ses pensées, de ses goûts, de ses mœurs et même, ajoute M. Bertillon, de ses vices et de ses vertus. *Il y a bien des raisons de croire qu'en nous, ce qui est vraiment personnel, ce sont moins les idées elles mêmes que l'ardeur, la passion, l'activité avec laquelle nous les défendons ; ce n'est pas le fond, c'est la forme* (1). Si ces dernières assertions étaient exactes, ou

(1) Article *Mésologie* du *Dictionnaire encyclopédique des sciences médicales*, t. VII de la 2e série.

plutôt entièrement exactes, ce n'est pas aux criminels qu'il faudrait demander compte de leurs actes, mais à la société qui les contient; ce n'est plus dans la nature même du malade mélancolique qu'il serait logique de trouver la clef de son délire, mais bien dans la famille, l'entourage, le cercle intime où il se meut. Une telle théorie est la négation de l'individualité, du libre arbitre bien entendu, de toute responsabilité et conduit inévitablement à l'abîme, en constituant la société en état permanent d'homicide de ses membres malheureux. La thèse de M. Bertillon est un sophisme, une contre-vérité, ou plutôt, pour ne point se montrer sévère exagérément envers cet auteur qui a droit à nos respects, nous dirons que son sujet l'a entraîné au delà des limites raisonnables, et qu'à force d'envisager les conditions accessoires, il les a grossies au point d'oublier la condition principale et essentielle. Non, ce qui fait le fond des pensées, des goûts, des mœurs de l'homme, *c'est l'homme lui-même*, et ce qu'il emprunte au milieu social, c'est la forme, l'expression extérieure, les détails qui défigurent sa véritable physionomie. Les vices, les vertus, voilà un produit social, non-seulement parce qu'ils diffèrent selon les milieux, mais parce qu'il en est qui ont pris naissance dans ces conditions exceptionnelles et violatrices des lois naturelles, où les usages égoïstes des sociétés placent trop souvent une partie de leurs membres.

Qu'on nous pardonne cette petite digression, non inutile cependant à la continuation de notre sujet, puisque c'est principalement, sinon exclusivement, dans les influences familiales et sociales, que nous comptons trouver l'explication des *formes* revêtues par le délire du mélancolique, dont le germe est caché dans les profondeurs de son être (1).

---

(1) *Tel catholique fervent et intolérant*, dit M. Bertillon, *eût été dans un autre milieu, un protestant zélé, ou musulman dévot, ou bien un sectateur de Brama, ou du grand Lama, ou fût devenu*

L'influence de l'éducation se fait sentir pendant toute la vie; les premières phases de l'existence de l'enfant sont marquées par la prédominance du système sensible sur le système intellectuel. C'est plus tard que l'instruction viendra faire équilibre à une situation grosse de dangers, surtout si des mains inhabiles ou indifférentes sont appelées à l'établir. Si, comme l'observation ne le démontre que trop fréquemment, dit M. De Smeth, grâce à une affection aveugle, et plus souvent encore sous la direction de mercenaires négligents, l'enfant prend l'habitude de subir l'empire de ses sensations et de suivre sans ordre, sans frein et sans discipline, toutes les perceptions qui viennent provoquer ces impulsions instantanées, sa constitution se modifie au point que l'élément névropathique domine bientôt l'ensemble de ses fonctions (1).

En résumé, le tempérament déjà naturellement nerveux de l'enfant s'accusera principalement dans le domaine du système ganglionnaire, par une exagération de la sensibilité affective, par une susceptibilité à la douleur, qui naîtra sous l'influence des plus petites causes, et par des réactions motrices en désaccord avec les mouvements sensibles qui les ont précédées, qui se traduiront par des explosions de colère, de passions de tout genre, et mettront en un mot l'homme dès ses premières années au seuil de la folie. Parfois la discipline scolaire vient calmer cette hyperesthésie nerveuse, mais parfois aussi elle est impuissante à la

---

libre penseur. C'est aussi notre opinion, car cela prouve précisément que c'est en lui, en l'exagération naturelle des sentiments qui forme le fond du tempérament nerveux, que l'homme dont il s'agit, aurait puisé ces tendances absolutistes, passionnées, intolérantes; et non pas dans tel ou tel culte, dont les pratiques n'eussent constitué que *la forme*, que l'expression extérieure du sentiment qui le dominait.

(1) *Loco citato*, p. 56.

modifier ou ne fait que la masquer. Aussi les innombrables causes occasionnelles que le sujet rencontre dès l'adolescence activeront rapidement ce feu qui couvait. Mais en somme l'éducation ne fait que préparer le terrain, et c'est principalement dans la direction intellectuelle qui lui sera imprimée, que le névropathique trouvera des aliments funestes pour sa santé morale. Nous n'avons pas mission de développer la filiation des états divers engendrés par les vices de l'éducation et de l'instruction, nous voulons seulement montrer que le cachet imprimé au délire des mélancoliques, est le même que celui qui marquait tous les actes antérieurs de leur existence, et qu'en présence d'une situation nouvelle, ils useront des procédés qui leur ont été habituels jusque-là, et que leur interprétation morbide sera en principe la même que leur interprétation saine. Prenons un exemple qui fera mieux sentir la portée de cette opinion.

Mlle Adèle G. de Q... est d'un tempérament nervoso-lymphatique, de constitution assez robuste pourtant, quoique présentant une flaccidité remarquable des tissus. Restée orpheline dès son jeune âge, elle fut avec une de ses sœurs placée dans un pensionnat religieux où elle passa les 20 premières années de sa vie ; ce qu'elle y apprit en fait de connaissances scientifiques et littéraires, se réduit à fort peu de choses, mais en revanche elle subit l'influence de toutes les causes qui pouvaient exciter l'hyperesthésie du système nerveux ganglionnaire; sensible à l'excès, bonne de cette bonté trompeuse qui ne peut voir la souffrance d'autrui, mais qui n'a pour elle que des consolations banales, égoïste sans le savoir, instinctivement, naturellement, explosible dans ses affections, qui se concentraient dans une contemplation mystique, elle se sent appelée à la vie du cloître. Cette nouvelle existence où ses tendances à tout rapporter à un pouvoir occulte ne firent qu'augmenter, ne put longtemps lui convenir ; les privations volontaires de la vie monacale amenèrent une détérioration physique; quelques troubles nerveux qui n'étaient qu'un degré supérieur, qu'une surexcitation de son tempérament nerveux, des troubles gastriques, des douleurs erratiques dans tous les membres, des névralgies fugaces, engagèrent Mlle Adèle à renoncer, après une année et demie d'essai, à la vie religieuse. Comme il arrive ordinairement chez ces personnes qui n'ont que des demi-convictions, Mlle Adèle exagère la manifestation extérieure. Une fois sortie du couvent comme religieuse elle chercha à se placer dans des maisons ouvertes par les corporations aux malades, aux isolés, comme il y en a beaucoup en Belgique, et s'y fit remarquer par des dehors pieux excessifs; elle se crut des qualités hors ligne, critiqua les autres, et mêla sans cesse sa personne aux choses qui lui étaient restées étrangères. C'est elle qui avait conseillé ceci, prédit cela; grâce à ses conseils on avait évité tel accident. Malheureusement, l'entourage n'était pas aussi convaincu que Mlle Adèle de l'excellence de ses conseils et de l'utilité de sa présence, et elle dut, à maintes reprises, quitter les refuges tranquilles qu'elle habitait. Après plusieurs incidents de cette espèce, la malade chez qui le sentiment de la personnalité n'avait fait qu'augmenter par suite de préoccupations hypochondriaques, en vient à n'être plus contente nulle part; on lui manquait d'égards, on la poursuivait, on l'obsédait, elle subissait des tortures qui froissaient *son âme angélique*. A force d'entendre sa sœur l'exalter avec l'aveuglement d'une tendresse imprudente, Mlle Adèle en était arrivée à se croire bonnement une personne exceptionnelle, ce qui était dans sa nature; mais elle adopta le langage que sa sœur employait en parlant d'elle, et vous entretenait sans le moindre sentiment de modestie, de sa haute piété, de sa douceur angélique, de la perfection de sa vie. On conçoit qu'une personne si parfaite ne devait pas toujours trouver des auditeurs et des amis complaisants, et plus d'une fois elle subit des froissements, d'autant plus grands, qu'elle présentait tous les signes de l'état hypochondriaque et courait du médecin au confesseur pour trouver soulagement; n'en obtenant pas, elle accusa d'abord tous ceux qui l'avaient soignée d'avoir altéré sa santé, par une médication impropre à la guérir; puis, le sentiment égoïste, qui est le fond des natures hypochondriaques, reprenant le dessus, Mlle Adèle, qui se croyait privilégiée, affirma bientôt que ses souffrances ne ressemblaient pas à celles des autres, que c'était au-dessus des forces humaines de lui procurer du soulagement, parce que tout en elle était mystérieux, éthéré empreint d'un cachet spécial. On le voit, le délire approchait, un rien devait le faire éclater, c'est ce qui arriva.

Vis-à-vis de la maison où elle habitait, Mlle Adèle avait remarqué une demeure d'apparence tranquille, où vivait un homme grave et sérieux, aux habitudes rangées, sortant le matin, rentrant le soir, n'adressant jamais la parole à ses voisins, les regardant à peine, enfin un de ces hommes occupés, dont la vie modeste n'attire l'attention que des personnes de la trempe de Mlle Adèle, qui trouva bientôt à son voisin une foule de défauts physiques apparents et lui en supposa de cachés : il avait le regard furtif, disait-elle, il faisait des gestes bizarres, ce devait être un mauvais homme; ce n'était pas du reste la première fois qu'elle le voyait, *il lui semblait* l'avoir au contraire fréquemment rencontré même dans d'autres villes. Enfin un jour, de ses fenêtres, Mlle Adèle voit passer un enterrement *civil*, fait, sans l'intervention du clergé, par les soins d'une société dont elle ignorait la composition, mais dont le but et les tendances lui étaient assez connus par les prédications passionnées auxquelles sa piété allait s'abreuver. Au moment où elle détournait avec horreur les yeux d'un spectacle si choquant pour ses convictions, qu'aperçoit-elle au premier rang de ces *sectateurs impies, de ces suppôts de l'enfer?* son voisin, l'homme mystérieux. A partir de ce moment, Mlle Adèle entre en plein dans le délire des persécutions ; ses ennemis sont les *solidaires*, ils poursuivent en elle, si édifiante, un obstacle à leurs projets; les douleurs qu'elle ressent, c'est grâce à leurs machinations, elle a appris à les reconnaître dans la rue, à leurs regards, au trouble que leur présence lui occasionne par tout le corps, etc. Bref, Mlle Adèle fut enfermée dans une maison de santé après une tentative d'assassinat commise sur un de ses persécuteurs imaginaires.

En réfléchissant à l'observation qui précède, on peut facilement voir l'exactitude de cette assertion: *le délire reproduit et n'enfante pas*; si le fond sur lequel il s'élève est propre au malade, la forme qu'il revêt est souvent l'œuvre du milieu familial, social, le résultat de l'éducation, de l'instruction et des tendances imprimées.

Si Mlle Adèle n'eût pas été confiée dès son enfance à des mains inintelligentes, les tendances naturelles de son tempérament nerveux ganglionnaire se seraient modifiées; si l'éducation, au lieu d'exalter une imagination déjà vive naturellement, et une émotivité anormale, avait réfréné ses élans passionnés, la malade ne fût pas tombée dans l'exagération dont tous les actes de sa vie ont été empreints. D'un autre côté, si le sentiment religieux développé en elle, ne l'avait pas été jusqu'au fanatisme, si à ce sentiment louable on n'avait mêlé des intérêts et des passions égoïstes, Mlle Adèle fût peut-être devenue en proie au délire religieux panophobique, à l'obsession démoniaque, mais n'eût point cherché les auteurs de ses maux, précisément dans une société qui s'est donné la mission de fronder le sentiment religieux, de détruire l'influence du clergé, et dont elle eût pu parfaitement ignorer l'existence, si on n'eût tenu à la lui révéler avec un luxe de détails, niais et ridicules, terribles et mystérieux, qui ont nécessairement frappé son imagination, et qui *ont fixé son délire.*

Dans la crainte de donner trop d'extension à ce chapitre, nous ne continuerons pas à citer *in extenso* des observations dont les analogues sont au reste trop connues par tous les médecins aliénistes. Nous nous bornerons à indiquer sommairement les autres influences sociales sur la forme des délires mélancoliques.

Parfois le délire des persécutions prend sa source dans un sentiment tout aussi louable que le sentiment religieux, le sentiment philanthropique, auquel les déclamations verbeuses des apôtres de la liberté, impriment une déviation funeste aux masses et aux individus. C'est l'exagération de ce sentiment qui pousse les réformateurs, qui encombrent nos asiles, soit à la mélancolie, soit au délire des persécutions. Comme le fanatisme religieux, le fanatisme politique est l'œuvre du milieu social, le sujet n'apporte que les prédispositions constitutionnelles qui en permettent le développement. C'est affaire de tempérament si celui-ci s'échauffe aux luttes de la tribune, ou si celui-là passe indifférent à côté de ces grands mots qui passionnent son voisin. C'est encore dans la constitution morale et physique qu'il faut chercher ce sentiment d'abnégation qui porte le malade à s'exagérer la culpabilité de ses moindres actes ; mais c'est dans le reflet des influences mésologiques qu'on trouvera la raison de l'étendue de ses scrupules, de la facilité avec laquelle il envisage comme fautes les plus petits détails de la vie. Quand le délire atteint ces sortes de natures, il prend la forme mélancolique, mais non celle des persécutions ; le malade se croit cause de grands malheurs, il attache à sa présence une idée de fatalité, il fuit les siens, et cherche trop souvent dans le suicide la fin de ses maux, croyant en outre y soustraire ceux qui l'aiment.

Nous avons jusqu'ici signalé le retentissement sur l'individu des caractères propres au milieu qu'il habite, il nous reste à mentionner ce que l'isolement produit, et cela nous donnera la mesure des influences personnelles.

La première conséquence qui résulte pour l'homme ou pour des groupes d'hommes, qui s'isolent du restant de la société, c'est non-seulement de leur faire contracter des habitudes et des mœurs différentes, mais en outre de les déshabituer graduellement d'envisager les choses, d'interpréter les situations, conformément aux idées de la généralité, mais d'y substituer un cachet particulier, égoïste et étroit, par la raison bien simple qu'on n'a plus en vue que les intérêts ou personnels, ou communs au petit groupe qui s'isole avec soi. Ces réflexions se passent de commentaires, elles seront accueillies par tous. « Des exemples nombreux, dit M. Bertillon (1), fournis par les prisonniers, par les anachorètes, par les proscrits eux-mêmes (car on peut être isolé de la foule, si l'on n'a pas avec elle communication de langage et de sentiment), nous montreraient que le solitaire, que celui qui vit trop enfermé dans le cercle de ses propres pensées, perd peu à peu le droit jugement, le sens commun, comme dit avec beaucoup de profondeur le langage vulgaire, et qu'il subit, inconscient, une déchéance intellectuelle et morale qui peut le conduire jusqu'à la folie. »

Ces paroles résument une incontestable vérité, mais ne mettent pas en relief l'influence de l'isolement sur *le langage*, qui nous paraît cependant très-importante à signaler.

Non-seulement les pays, les localités, les agglomérations ont une manière particulière de s'exprimer, mais les groupes, les familles, les individus ont un choix d'expressions qui leur sont propres. Or, quoi d'étonnant à ce que le mélancolique et l'hypochondriaque, qui s'isolent au milieu du bruit, de la société, de l'activité de la vie, affectent un langage particulier pour désigner les sensations, les sentiments qu'ils finissent par considérer comme spéciaux à leurs personnes, comme étant sans analogie chez les autres. Ils essayent de reproduire, ils imagent leur récit, et plus ils précisent en fouillant dans leurs souvenirs, dans l'arsenal

(1) *Loco citato*, p. 235.

de leurs connaissances, et plus leur délire se systématise pour ceux qui les écoutent. Quand les ressources de son esprit le lui permettent, le malade n'est pas embarrassé de trouver des expressions, et son langage reflète l'élévation sociale où il se trouve ; mais si l'on descend dans les rangs inférieurs, on trouve les comparaisons de plus en plus vulgaires, de plus en plus triviales. Il y aurait bien des considérations à faire valoir sur ce sujet et qui jetteraient un jour tout nouveau sur les manifestations des délires hypochondriaques, mais dans ce travail les digressions ont déjà été tellement nombreuses que nous avons hâte d'arriver aux conclusions.

V. INFLUENCE DES TROUBLES DE LA SENSIBILITÉ SUR LES DIVERSES VARIÉTÉS MÉLANCOLIQUES.

Dans la seconde partie, les symptômes morbides de la sensibilité générale ont été énumérés en prenant soin de rappeler soit en note, soit dans le texte, ceux qui étaient communs aux délires mélancoliques ; dans les chapitres précédents nous avons fait ressortir ce qui devait être attribué à la sensibilité générale entrant comme élément dans la constitution morale du sujet. Actuellement, il nous reste à voir la part directe qui revient à cette faculté du système nerveux, dans l'évolution des affections mélancoliques.

On a pu pressentir, par le soin avec lequel nous avons élagué les influences accessoires, que le rôle de la sensibilité générale se résume à fournir les éléments, le fond, le terrain sur lequel se développeront les conceptions délirantes; que c'est à elle, qui a formé la susceptibilité affective du sujet, qu'il faut demander compte de cette imprégnation triste et chagrine, morose et craintive, passionnelle en un mot, qui différencie si nettement le groupe mélancolique, à tel point qu'on peut affirmer que l'altération de la sensibilité générale est à la base de toutes les affections mélancoliques. N'est-ce pas le trouble de la cénesthésie qui, chez les malades à tempérament nerveux, détermine cette dépression psychique à laquelle on donne le nom de mélancolie sans délire, et qui n'est en somme que ce qui a été décrit comme constituant l'état mélancolique, quand le tempérament du malade offrait les caractères de la variété encéphalique, et comme état hypochondriaque, quand, au contraire, c'était le système ganglionnaire qui prédominait chez lui?

Envisagée non plus dans son ensemble, comme cénesthésie, mais dans ses parties formant les sensations médullaires, la sensibilité générale est non moins productrice de troubles mélancoliques.

Ainsi les angoisses précordiales, les altérations du besoin de respirer peuvent caractériser à elles seules la variété que l'on a désignée sous le nom de mélancolie anxieuse, et que Krafft Ebing décrit sous celui de dépression mélancolique avec accès subit d'angoisse.

Faut-il rappeler que l'état de la sensibilité générale constitue, par son altération, l'essence même de la nostalgie, et que c'est seulement à l'éloignement du malade des lieux où sa santé était normale, des personnes dont l'affection et les soins rendent plus choquante l'indifférence de son entourage, qu'il faut attribuer la forme que revêt le délire (qui, du reste, est souvent absent dans la nostalgie).

Mais c'est surtout dans les affections hypochondriaques et dans le délire des persécutions, que s'affirme cette prépondérance des altérations cénesthésiques, à tel point qu'on peut pour ainsi dire démêler la part de chacun des éléments sensibles qui la constituent. Ainsi les sensations de contact, de frémissements, de tiraillements, de piqûres, de douleurs, toutes fondées, ainsi que nous l'avons mentionné, sur le mouvement des corps en contact avec les extrémités périphériques des nerfs sensibles, caractérisent la première phase des délires hypochondriaques.

Les troubles dans la sensibilité thermo-électrique caractérisent la période où le délire se systématise et lui donnent un caractère tellement tranché que Krafft Ebing n'a pas hésité à en faire une variété de délire des persécutions.

Parmi les variétés du délire des persécutions nous mentionnerons, dit cet auteur (1), en premier lieu celle dans laquelle l'électricité et le magnétisme jouent le principal rôle. Ce sont des sensations anormales et pénibles dans les nerfs de la périphérie qui donnent au délire son caractère particulier; elles sont ordinairement l'expression excentrique d'altérations de la moelle épinière et du cerveau, ou bien résultent de troubles dans la sphère sexuelle; car il est remarquable de voir combien souvent ce genre de délire apparaît à la suite d'excès vénériens ou de maladies des organes sexuels. Quoi qu'il en soit, le malade attribue ces sensations douloureuses ou simplement pénibles (nous ajouterions même indifférentes) aux machinations de puissances mystérieuses ou à la méchanceté d'autrui et, *suivant le degré de culture individuelle, la chimie, la physique, la magie ou la sorcellerie lui servent à en expliquer les voies et moyens* (2).

Nous ajouterons que le délire des persécutions qui se traduit par des craintes d'empoisonnement repose sur cette partie de la sensibilité médullaire qui a son siége dans les viscères digestifs, et que les perturbations esthésiques qui émanent de l'appareil génito-urinaire, ont déterminé la variété à laquelle est donné le nom de mélancolie sexuelle. Enfin, c'est dans les modifications de la sensibilité muscu-

---

(1) *Loco citato*, p. 112.

(2) En effet, ces circonstances influencent l'expression, l'interprétation donnée par le malade à ces sensations étranges ; mais le fait que des milliers d'aliénés, dans des conditions différentes de position, de fortune, d'instruction et de milieu, s'accordent à reconnaître l'analogie de ces sensations avec des secousses électriques, prouve à quel point notre conception de la sensibilité générale repose sur la réalité des choses.

laire qu'on doit trouver la raison des symptômes caractéristiques des mélancolies *impulsives*, de celles avec tendance à la *destruction*, ainsi que certains gestes et phrases des *aliénés gémisseurs*. Cette dernière assertion pourrait paraître étrange, si on ne se rappelait que le langage n'est en réalité qu'une série de mouvements coordonnés, qui peut fort bien s'effectuer sans l'intervention des hémisphères cérébraux. Or l'invariabilité du rhythme et des termes employés par les aliénés gémisseurs, la plupart au moins, ont une analogie frappante avec les mouvements dits réflexes, ce qui nous porte à penser que leurs gémissements et leurs plaintes monotones sont moins l'expression d'une souffrance morale ou physique, qu'une simple manifestation sensitivo-motrice.

Il est encore bien d'autres variétés de délire mélancolique admises par les auteurs, mais nous croyons pouvoir sans scrupule les passer sous silence, autant parce que la plupart sont des entités purement conventionnelles, que l'exagération d'un phénomène accessoire ou d'un symptôme a servi à édifier, que pour rester conséquent avec l'esprit de ce travail où la minutie des détails a été sacrifiée aux conceptions plus larges et plus générales. Aussi la conclusion définitive s'est-elle trouvée implicitement formulée au cours de l'œuvre, et nous ne ferons que la résumer en disant que les troubles de la sensibilité générale se trouvent à la base de toutes les affections mélancoliques, et que la sphère psychique et les sensations spéciales n'interviennent que dans l'expression et la forme extérieure du délire.

TABLE DES MATIÈRES.

TROISIÈME PARTIE.

Des altérations de la sensibilité médullaire.

QUATRIÈME PARTIE.

Des troubles cénesthésiques.

CINQUIÈME PARTIE.

Considérations psycho-pathologiques sur la genèse des délires mélancoliques.

Paris. — Imprimerie de E. Donnaud, rue Cassette, 9

www.ingramcontent.com/pod-product-compliance
Ingram Content Group UK Ltd.
Pitfield, Milton Keynes, MK11 3LW, UK
UKHW020329230726
13925UKWH00002B/711